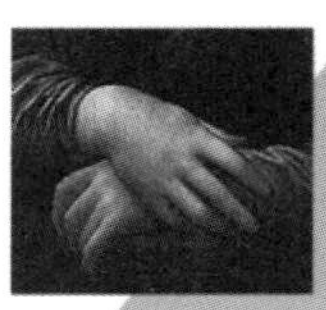

世界手法医学与传统疗法系列丛书

图解

肌筋膜疼痛触发点推拿手法

主　编　谭树生　黄强民　庄小强

人民卫生出版社

图书在版编目（CIP）数据

图解肌筋膜疼痛触发点推拿手法/谭树生等主编.
—北京：人民卫生出版社，2012
（世界手法医学与传统疗法系列丛书）
ISBN 978-7-117-16327-9

Ⅰ.①图… Ⅱ.①谭… Ⅲ.①肌肉-按摩疗法（中医）-图解②筋膜-按摩疗法（中医）-图解
Ⅳ.①R244.1-64

中国版本图书馆 CIP 数据核字（2012）第 188383 号

世界手法医学与传统疗法系列丛书——
图解肌筋膜疼痛触发点推拿手法

主　　编： 谭树生　黄强民　庄小强
出版发行： 人民卫生出版社（中继线 010-59780011）
地　　址： 北京市朝阳区潘家园南里 19 号
邮　　编： 100021
E - mail： pmph @ pmph. com
购书热线： 010-67605754　010-65264830
010-59787586　010-59787592
印　　刷： 三河市博文印刷有限公司
经　　销： 新华书店
开　　本： 710×1000　1/16　**印张：** 9
字　　数： 166 千字
版　　次： 2012 年 9 月第 1 版　2023 年 1 月第 1 版第 13 次印刷
标准书号： ISBN 978-7-117-16327-9/R・16328
定　　价： 29.00元
打击盗版举报电话：010-59787491　E-mail：WQ @ pmph. com
（凡属印装质量问题请与本社销售中心联系退换）

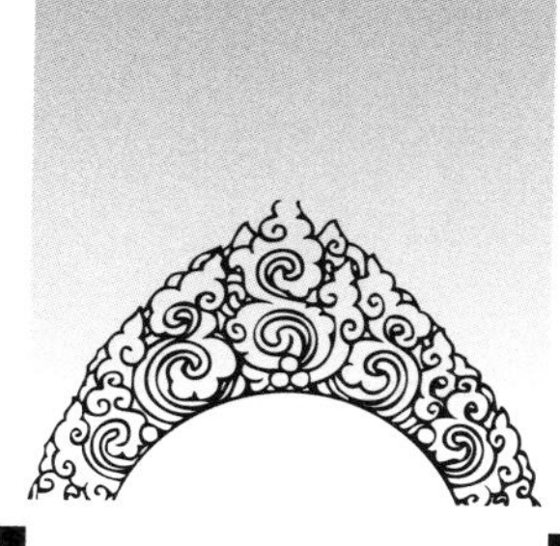

《图解肌筋膜疼痛触发点推拿手法》编委会

主　编　谭树生　黄强民　庄小强

编　委　黄　琦　李建敏　昝启宁

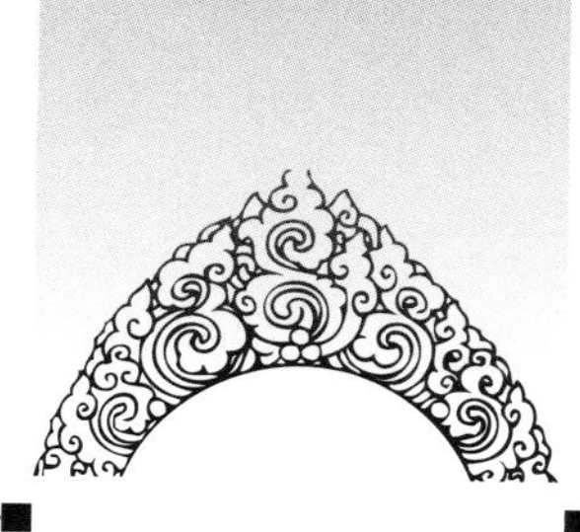

《世界手法医学与传统疗法系列丛书》编委会

顾　问

孙树椿　乔治·柯斯达（葡萄牙）　迪顾·库莫尔（德国）　严隽陶
彼特·谢伍德（澳大利亚）　施　杞　唐　农

总主编

韦贵康　王和鸣

副总主编

（按姓氏笔画排序）

王守东（美国）　王永强（澳大利亚）　丘德兴（新加坡）　杜　宁
李庆和（俄罗斯）　杨海韵　陈　锋　周红海　庞　军

总主编秘书

刘建航　杨祖毅

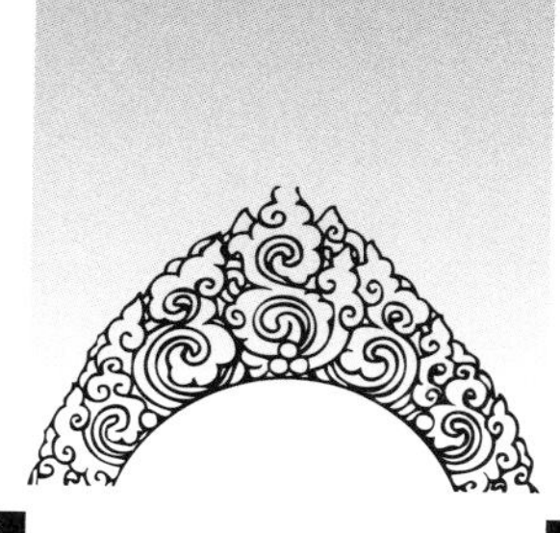

《世界手法医学与传统疗法系列丛书》编委会

分册书名与主编

书名	主编
《图解南少林理筋整脊康复疗法》	王和鸣　王诗忠
《图解脊柱整治三联手法》	韦贵康　安连生
《图解中美整合手法》	王守东(美国)
《图解循经介质推拿疗法》	林春发(新加坡)　谭家祥
《图解经筋病手法治疗》	黄　杰(中国香港) 林润清(中国香港)
《图解脊柱亚健康调理手法》	周宾宾
《图解足部全息推拿法》	伦轼芳　雷龙鸣
《图解医武功夫整脊手法》	张大勇(菲律宾) 张凌岚(中国香港) 陈英晖(中国香港)
《图解精选国际保健手法套路》	吕亚南
《图解骨伤科痛症治疗手法》	谢　冰
《图解肌筋膜疼痛触发点推拿手法》	谭树生　黄强民　庄小强

总主编简介

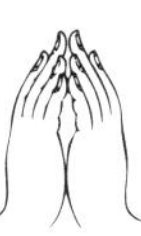

韦贵康，男，1938年生，1964年毕业于河南平乐正骨学院。现为广西中医药大学终身教授，主任医师，博士生导师。工作后到天津、北京、上海等地进修骨科两年。从事骨伤科医疗、教学与科研工作48年，曾先后担任广西中医学院第二附属医院院长、广西中医学院院长、广西中医学院骨伤科研究所所长、广西科协副主席、中国中医骨伤科学会副会长、广西国际手法医学协会理事长、世界手法医学联合会主席、世界中医骨伤科联合会资深主席、全国高等中医院校骨伤科研究会资深会长、香港中医骨伤学院院长、国家中医药管理局中医药科技进步奖终评委员会委员、国家自然科学基金科研项目评审专家等社会职务。

长期从事脊柱损伤性疾病与相关疾病的研究，以手法治疗见长。发表医学论文90多篇，获国家专利3项和省部级科技成果奖5项，主编学术著作14部，作为副主编参与编著学术著作12部，是“旋转复位法治疗颈椎性血压异常”、“脊柱损伤性疾病与骨伤手法治疗”、“脊柱四个生理曲度内在联系及其变化对颈肩腰背痛的影响”、“移动式均衡牵引架的研制与临床应用”、“中药痛安汤临床应用”、“脊柱科研成果的应用推广及意义”等科研项目的负责人。已培养硕士研究生103人，博士研究生5人。享受国务院颁发的政府特殊津贴，荣获全国“五一”劳动奖章，被评为八桂名师、全国骨伤名师、全国名老中医，成立了全国先进名医工作站韦贵康名医工作室。

由他发起并注册成立的广西国际手法医学协会与世界手法医学联合会联手，分别在南宁、上海、台北、河内、迪拜及新加坡举行过多次国际学术会议。他多次应邀到新加坡、美国、澳大利亚、德国、奥地利、瑞典、日本、俄罗斯、马来西亚、泰国、越南、阿联酋等国家与中国港、澳、台地区讲学并进行学术交流，在国内外有一定的学术影响。

总主编简介

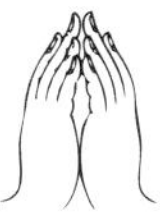

王和鸣，1965年毕业于福建医学院医学系。现任福建中医药大学教授、主任医师、博士生导师，福建省骨伤研究所所长，兼任国家药典委员会委员、世界中医药学会联合会骨伤专业委员会常务副会长、中国中西医结合学会常务理事、中华中医药学会骨伤分会副主任委员、《中国中医骨伤科杂志》执行主编等职。大学毕业后，任福建医学院附属协和医院骨外科医师，1978年调入福建中医学院。同年受福建省卫生厅与福建中医学院派遣，师从我国著名骨伤科专家、南少林骨伤奇人林如高老中医，学习中医骨伤3年6个月。1982年从卫生部第一期中西医结合骨科进修班结业。1984年5月任福建中医学院骨伤系副主任，1987年9月任福建中医学院骨伤系主任，1992年6月至2006年2月任福建中医学院副院长，兼任福建省中医药研究院院长。先后主持国家自然科学基金"补骨方对骨折愈合的实验研究"、"巴戟天影响骨髓基质细胞转化的分子生物学研究"等科研课题20余项；主编《中医骨伤科学基础》、《中医伤科学》、《骨伤科基础研究》、《中医骨伤科学》等教材、专著19部，发表学术论文200余篇，获部、省级科技进步奖7项；其科研成果"我国第一个中医骨伤专业的创建与发展"获1989年度国家级优秀教学成果奖；其科研成果"中医骨伤科基础课程体系的创立与发展"获2005年福建省优秀教学成果特等奖，2010年被评为国家精品课程。1984年获福建省政府工资升级奖励，1985年获福州市劳动模范称号，1989年获福建省优秀教师称号，1992年获国务院颁发的政府特殊津贴，1994年被评为福建省优秀专家和国家有突出贡献中青年专家，2007年中华中医药学会授予其"中医骨伤名师"称号，2008年荣获福建省高校名师奖。

主编简介

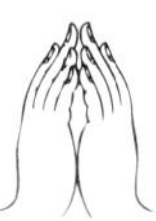

谭树生,广西壮族自治区民族医院康复医学科主任,副主任医师。现任世界手法医学联合会副秘书长,广西康复医学会常务理事和广西中医推拿专业委员会常务委员,广西康复治疗委员会副主任委员,广西医师协会康复医师分会常务委员,中华中医药学会整脊分会委员,广西中医药学会整脊专业委员会副主任委员。与人合作主编了专著《韦以宗论脊柱亚健康与疾病防治》、《肌筋膜疼痛触发点的诊断与治疗》。

黄强民,上海体育学院运动医学系教授,博士生导师。毕业于瑞典皇家医学科学研究院,是留欧医学博士。曾参与瑞典劳动保护基金、吴阶平科研基金、上海市教委和科委科研基金等项目的研究工作,并荣获一项省部级科技进步三等奖,十多项地市级科技进步二、三等奖。与人合作主编了专著《肌筋膜疼痛触发点的诊断与治疗》和《运动损伤与康复》。

庄小强,广西壮族自治区民族医院副院长,主任医师。中华医学会广西骨科学会常务委员,中国康复学会骨关节、风湿病专业委员。近年来主持和参与了科研项目 5 项,其中获市级科技进步一等奖 1 项、二等奖 3 项。有 30 多篇学术论文在国家级和省级期刊上发表,与人合作主编了专著《肌筋膜疼痛触发点的诊断与治疗》。

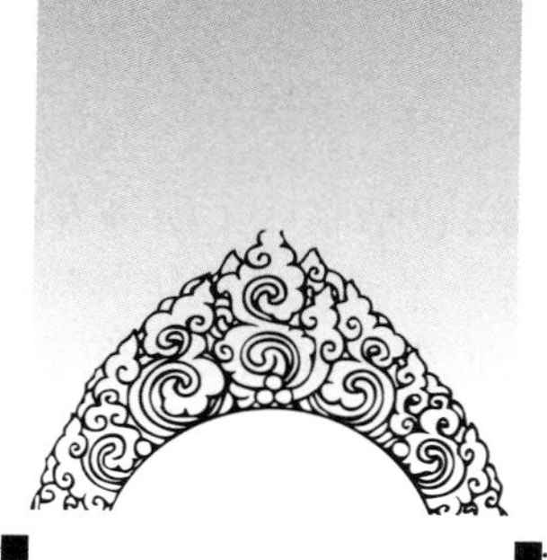

前　　言

笔者在从事临床工作20多年中，经常碰到颈、背、胸、腰、臀、四肢肌肉、关节的疼痛，多认为是骨科、神经科的疾病，往往采取推拿、针灸、物理疗法、局部封闭、药物等治疗，取得了一定的效果。2006年8月跟随留欧博士黄强民教授学习了肌筋膜触发点疼痛的理论和技术后，随着临床不断地实践，深深体会到，肌筋膜疼痛触发点所致的肌筋膜疼痛综合征（又称肌筋膜炎）是疼痛门诊最常见的疼痛种类，如颈椎病、耳大神经痛或枕大神经痛、胸廓上口综合征、肩周炎、网球肘等（包括了眩晕、头昏、偏头痛、失眠、焦虑、上肢和胸背部牵涉痛为症状的综合征），绝大多数由于这些部位肌肉的肌筋膜疼痛触发点（可以简称为肌筋膜触发点或触发点）形成所致。

在腰臀和下肢的疼痛不少也与相应的肌筋膜疼痛触发点有关，如：腰肌劳损可以是由多裂肌和腰方肌的肌筋膜疼痛触发点活化造成的，急性腰扭伤时还易造成腰、臀肌的肌筋膜疼痛触发点急性形成。第三腰椎横突综合征可因腰方肌和臀中肌的肌筋膜疼痛触发点活化导致，坐骨神经疼痛综合征可因梨状肌和臀大肌肌筋膜疼痛触发点活化导致，一些腰椎间盘突出症也可由臀小肌肌筋膜疼痛触发点或并发小腿一些肌肉的肌筋膜疼痛触发点活化导致。膝关节痛、跟痛症和第一跖趾关节炎等，均是由这些关节周围的肌筋膜疼痛触发点活化导致的。

肌筋膜疼痛触发点是1942年由美国风湿病学家Janet Travell女士首先发现并提出，David Simons教授和其他的临床康复专家们进行大量的临床和实验方面的研究，证实了这些触发点的存在及其病理生理和神经生理学的基础。随着基础研究进一步深入，肌筋膜疼痛触发点的研究在形态学、电生理学方面取得了很大的进展，为我们临床提供了很好的指导。

肌筋膜触发点是指受累骨骼肌上能够激惹疼痛的位置，通常可在这个位置上摸到一个如琴弦样拉紧的带或条索样结节，挤或触压时疼痛，并且能引起远处的牵涉痛和交感现象,包括临床上所涉及的许多头颈、躯干和四肢的疼痛。一块受累的肌肉常有一个或几个固定的疼痛点,每一个疼痛点都有自己固定的牵涉痛区域。一个原发疼痛点可触发另一个邻近疼痛点,第二个疼痛点又可触发更远处的疼痛点,从而造成远距离牵涉痛。牵涉性的头痛还会引起失眠和精神焦虑。各肌筋膜疼痛触发点引起的临床症候群都有各自的特征。

笔者在前人的基础上,把常见的容易出现肌筋膜疼痛触发点的肌肉归纳出来,将每一块肌肉的肌筋膜疼痛触发点位置在照片中的人体体表上做了标示,对其病因和引起的症状进行了简单的描述。推拿手法是治疗肌筋膜疼痛综合征的有效手段之一,因其无创,患者更易接受。希望此书能对肌筋膜疼痛综合征的诊断和推拿治疗,起到抛砖引玉的作用。

此书存在的不足或错误,恳请读者指出,以便再版时完善或修正。

编者

2012 年 7 月

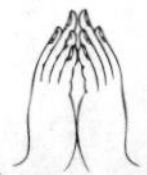

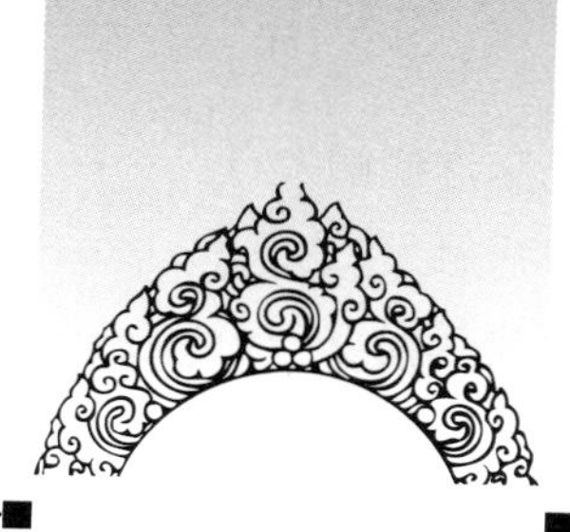

目　　录

上篇　总　　论

下篇　各　　论

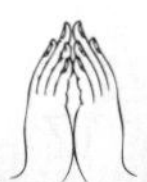

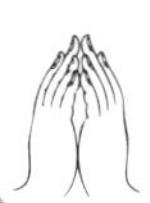

上篇　总　　论

第一章

肌筋膜疼痛触发点概述

肌肉是人体运动和稳定的主要结构之一，而骨骼肌是体内最多的组织，约占体重的40%，它通过结缔组织依附于骨骼。肌肉收缩时，以关节为枢纽，牵动骨骼产生运动。骨骼肌由大量成束的肌纤维组成，每条肌纤维就是一个独立的功能和结构单位，它们至少接受一个运动神经末梢的支配，并且只有在支配它们的神经纤维有神经冲动传来时，才能进行收缩。因此，人体所有的骨骼肌活动，都是在中枢神经系统的控制下完成的。

几乎每一个人都经历过肌肉疼痛，有时还会引起严重的临床问题。急性损伤可以直接引起肌肉疼痛和形成急性肌筋膜疼痛触发点（一般简称为肌筋膜触发点、触发点），例如：挫伤、贯穿伤、撕裂伤、牵拉伤、过用伤等。如果这些急性疼痛得不到良好的治疗和彻底治愈，就可发展成慢性骨骼肌疼痛和慢性肌筋膜疼痛触发点。更常见的是，这种慢性骨骼肌疼痛在以后无需有肌肉本身的损伤，只要机体任何组织和结构有损伤，都可以被引发。在临床上，这种情况被称为肌筋膜疼痛综合征（Myofascial Pain Syndrome，MPS）或慢性肌肉疼痛综合征，也称肌筋膜炎；而这种疼痛综合征都是由不同的肌筋膜疼痛触发点所引起的。这个病名是 Jenet Travell 在 1942 年通过大量的临床观察和治疗后首先提出的，近 20 年才被医务界广泛接受，认为肌筋膜触发点是一个局部可辨别的痛点或对疼痛敏感的骨骼肌上的结节。目前所认识到的有两种类型的肌筋膜触发点，一种是可自动产生的疼痛或者运动时可以产生疼痛反应的肌筋膜触发点；还有一种是潜伏的肌筋膜触发点，后者仅表现为疼痛、不适和对压迫有疼痛反应。在最近的对人体和动物的研究中，已经可以肯定肌筋膜触发点总是发生在神经肌接头处。而且发现 6 个月大的婴儿就可存在潜伏的肌筋膜触发点了。潜伏的肌筋膜触发点可能是机体一个防御机制，以避免对已损伤的组织和结构进一步受损，从而限制可能导致受损组织再损伤的运动。肌筋膜触发点受到激惹，是骨骼肌系统疼痛的主要原因，也是腰背痛和颈肩疼痛最常见的原因之一。有报道164个临床上有头和颈部疼痛并伴有牵涉痛至少6个月的病人中,55%的病人初期被诊断为肌筋膜疼痛综合征。另外,在总的临床研究中,有30%的病人的疼痛来自肌筋膜疼痛综合征。疼痛管理中心的病人中,肌筋膜疼痛综合征的所占比例很高。在美国一家综合性疼痛治疗中心,有两位医师报告283例疼痛病人中有85%的主要诊断为肌筋膜疼痛综合征。其中一位医师到其他疼痛中心检查过96例疼痛病人,发现肌筋膜疼痛综合征作为首次疼痛发病的病人占74%,并且有93%的病人既往有肌筋膜疼痛综合征的发病史。所以在总体疼痛人群中以肌筋膜疼痛综合征占首要位置,而且多数来自不同位置运动系统的疼痛大多与肌筋膜触发点有关。

首先提出肌筋膜触发点治疗概念的医生是Jenet Travell博士。她是一位风湿内科医生,1940年她在从事脊柱推拿术的研究中发现,大多数肌肉疼痛的病人都有肌肉上的带状结节或结节带,引致她后来把注意力转向了肌筋膜触发点治疗性研究和观察。1955年,她治愈了参议员John F.Kennedy(即后来的肯尼迪总统)因陈旧性背部损伤的疼痛(于1954年经历了失败的椎间盘切除术和椎板切除术后)。后来David Simons教授的加盟,做了许多病理生理方面的理论研究,二人合作出版了《肌筋膜疼痛与机能障碍激痛点手册》,并在该书中提出了著名的肌筋膜触发点治疗方法。Travell认为肌筋膜触发点是骨骼肌上应激性过度的结节,即在一条紧张肌肉上有可触知的疼痛致敏性结节。按压该结节后会有疼痛,还可出现明显的牵涉痛、运动障碍和自主神经现象。

目前,对骨骼肌肌筋膜疼痛综合征的研究主要集中于几个方面:①肌筋膜触发点的临床特征;②肌筋膜触发点的基础研究;③为研究肌筋膜触发点建立人体和动物模型;④肌筋膜触发点区域的多发点;⑤敏感点的脊髓机理;⑥引起敏感小点的运动终板;⑦肌筋膜触发点的自主神经功能;⑧肌筋膜触发点的病理生理学;⑨肌筋膜触发点的治疗。这几方面的研究工作基本可以在国外的文献中查到,而且每一项工作都具有连续性,信息量和知识量在逐年扩大。在国内文献中也可以找到对肌筋膜触发点临床特征和治疗的研究。

一般来说,肌筋膜疼痛综合征在以下三种人群比较多见,一是老年人,软组织的退行性变增加了慢性肌痛和关节疼痛的几率,多发部位在颈、肩、腰、臀、腿,严重影响了他们退休后的生活质量;二是运动员和重体力劳动者,好发部位决定于他们从事的运动项目,常影响他们的运动成绩,造成过早退役或退休;三是公务员和电脑操作人员,胸锁乳突肌、斜方肌、肩胛提肌和斜角肌的过劳,造成颈部和手臂部无力,严重影响其工作效率。这类病还决定于个体经常保持的工作和生活姿势,以及个体的免疫和营养状况。

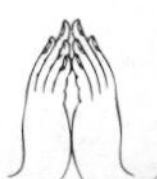

对于初学者来说,有几个重要的问题需要提及:①病人感到的疼痛部位不常是病灶所在的部位,如病人感到关节疼痛常不是真实的关节疼痛,而是因关节周围肌的慢性疼痛所引发的关节部位的牵涉痛。因此在诊断时要特别注意。②治疗时,要考虑采用综合治疗,特别是对疼痛较重的病人,要将被动镇痛和主动训练的治疗方式结合起来。③针刺治疗时要注意上面交待的几个安全要点。

第一节　肌筋膜疼痛综合征的发病机制

骨骼肌疼痛的最主要的原因是软组织的伤害活化了潜伏的肌筋膜触发点,但也可以是炎性变化或退行性变,或是两者同时存在。受伤的软组织以炎性变化为始,而这种炎性变化也是损伤修复的开始;如果急性损伤不能完全治愈或治疗方法不当,使炎症过程延长,骨骼肌的损伤就会转化为慢性的骨骼肌肌筋膜触发点疼痛。慢性炎性伤害可由慢性反复性的细小创伤造成,也可在退行性变的基础上被细小的损伤而引发。一般情况下,这种细小的损伤在正常情况下一般不会对正常组织造成伤害,但如果有退行性变的基础,就容易造成对正常组织的伤害,在骨骼肌也是如此。退行性变可以因为局部循环障碍以及血管数量减少而造成;这种血循环贫瘠的状况可见于随年龄增长的改变、急性损伤后的组织水肿及慢性损伤后加重。因此,无论是炎症还

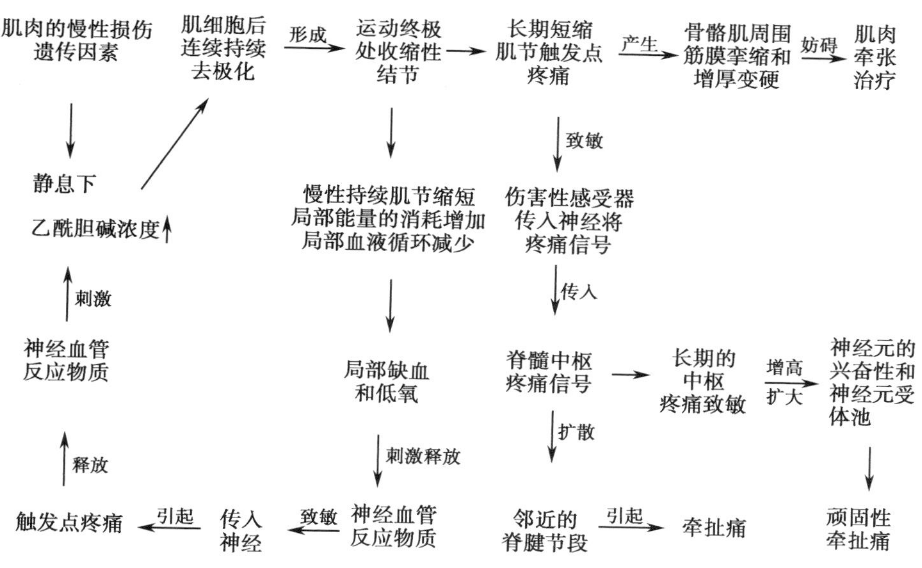

图 1-1-1　肌筋膜疼痛综合征发病原理

(摘自《肌筋膜疼痛触发点的诊断与治疗》)

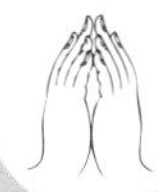

是退行性变都可以促进潜伏或隐性的肌筋膜触发点向活动的肌筋膜触发点转化。

第二节　肌筋膜疼痛综合征的病理生理

David Simons 教授和其他的临床康复专家们进行了大量的临床和实验方面的研究，证实了肌筋膜触发点的存在及其病理生理学及神经生理学基础。肌筋膜触发点的研究基于电生理和组织学两方面，其研究结果获得了下述的理论假设。近年来的研究也证实了这个理论假设的可能性，肌筋膜触发点引起的疼痛是因为梭外肌纤维上运动终板的功能异常所致的一种神经-骨骼肌疾病。洪章仁教授的加盟加速了对肌筋膜触发点疼痛研究的进展。他首先建立了肌筋膜触发点疼痛的动物模型，然后用肌电生理学的方法研究，同时提供了大量的临床研究和实例，证实针刺引起的局部抽搐反应（local twitch response）与拉紧的张力带密切相关，而且还是治疗的关键。最近的微电极诊断证据证实异常肌运动终板神经末梢处的乙酰胆碱浓度在休息状况下存在着病理性增高，结果引起神经膜后连接处的细胞膜持续地去极化，导致肌质网内的钙离子释放，从而产生持续性肌节缩短和肌纤维收缩，因此出现了运动终板处的收缩结节。这种慢性持续肌节缩短明显地增加局部能量的消耗和减少局部血液循环；局部缺血和低氧可刺激神经血管反应物质的释放，这些物质使传入神经致敏而引起触发点疼痛。这些物质又可以刺激异常的乙酰胆碱释放，形成一个正反馈环的恶性刺激。对短缩肌节的拉长可以打破这个环。如果长期短缩肌节，还会导致受累骨骼肌周围筋膜挛缩而妨碍对肌肉的牵张治疗。当伤害性感受器被致敏时，由传入神经将疼痛信号传入脊髓，产生了中枢疼痛信号，再扩散到邻近的脊髓节段引起牵涉痛。长期的中枢疼痛致敏可以增高感觉神经元的兴奋性并使神经元受体池扩大，造成顽固性牵涉痛。神经血管反应物质的释放是引起局部交感症状的主要原因，这些症状为：皮肤触摸疼痛、对触摸和温度高度敏感、异常出汗、局部有烧灼感、有皮肤划痕症等。

肌筋膜触发点引起的肌肉痉挛造成关节周围肌正常生物力学平衡失调，从而产生一系列病理改变（如脊柱退行性变和不稳定）和继发性的疼痛触发点（图 1-2-1）。

这一系列的病理改变主要体现在神经肌肉感觉系统的改变或受到干扰，致使运动系统的局部功能单位正常功能失调。这里的感觉功能所指的是局部感觉或受累肌的本体感受失调，使中枢对局部运动功能单位的运动控制失调，最后造成更多组织器官的损伤。

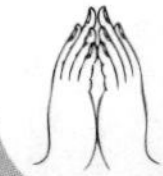

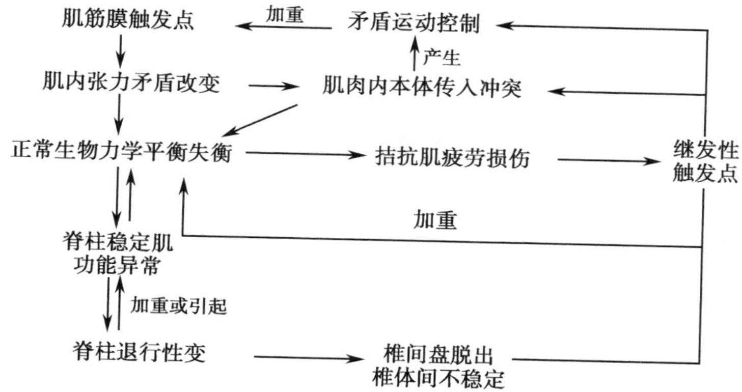

图 1-2-1　肌筋膜疼痛触发点引起的机体生物力学失衡

（摘自《肌筋膜疼痛触发点的诊断与治疗》）

第三节　肌筋膜疼痛综合征的临床特点

肌筋膜触发点是指受累骨骼肌上能够激惹疼痛的位置。肌筋膜疼痛综合征的患者通常在这个点位上可用手触及绷紧的索带样感，挤或触压该点时可以感到酸胀疼痛，有时能引起远处牵涉痛，有时快速触压还能引起局部抽搐现象。肌筋膜触发点会引起机体许多部位的疼痛综合征，包括许多头颈、躯干和四肢的疼痛，诸如偏头痛、头昏、眩晕、牙痛、面肌抽搐、三叉神经痛、下颌关节疼痛、颈椎病、胸廓出口综合征、肩周炎、背痛、脊上韧带炎、肱骨内外上髁炎、桡尺骨茎突炎、腕管综合征、手指和手掌痛、腰腿痛、第三腰椎横突综合征、坐骨神经痛、臀肌挛缩综合征、腘窝疼痛、大小腿疼痛、内外踝疼痛、跟腱疼痛、跟骨疼痛、第一跖趾关节炎，及大多数关节部位的疼痛。因此，大多数被诊断为这些疾患或疼痛的情况下，应该注意从触发点这方面多考虑一下，以免造成过度治疗或误治；当然也须排除其他疾患引起疼痛的可能，特别是对于已经有严重结构性病理改变的情况时，以免延误真实疾病的治疗。

一块受累肌肉的肌筋膜上常有一个或几个固定的疼痛触发点，每一个疼痛触发点都有自己固定的触发牵涉痛区域。一个原发疼痛点可触发另一个或多个邻近疼痛触发点，称为关联触发点；一个疼痛触发点还可触发更远处的疼痛触发点或拮抗肌的疼痛触发点，从而引起远距离的牵涉痛，称为继发性触发点。牵涉性的疼痛还可造成失眠和精神焦虑。各个触发点引起的临床症候群有各自的特征。

正常人体的每块肌肉都可以因某些既往的陈旧损伤造成一个或多个潜在的触发点。这些潜在的触发点一般情况下仅有局部疼痛，被某些原因激活

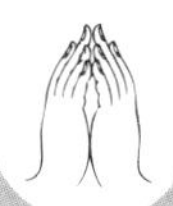

致痛后，会变为活动的疼痛触发点而患病，然后引起远处的牵涉痛，或局部和全身的其他症状。潜在的触发点常常处于休眠状态，还可引起受累骨骼肌的肌无力、牵张范围减小和关节运动受限，并持续多年或被某些原因反复激活，这些因素有：创伤、急性过牵、超用疲劳、劳累、受凉、抵抗力下降、反复感冒、体内某些营养物质的体内缺乏等。

根据活化的疼痛触发点所在的不同位置，可引发一些功能性的症候群，如：头昏、眩晕、失眠、轻度高血压、轻度脑血管供血不足或远处局部的供血不足、怕冷怕凉、腹泻等。这些症状和体征出现后，易引起临床医师们对它误诊，从而延误治疗、久治不愈甚至误治。

第四节　肌筋膜疼痛触发点的认定条件

对肌筋膜疼痛触发点的认定是有效治疗的关键，这与临床医师和治疗者对肌筋膜触发点的知识和临床实践经验有密切关系，治疗者和临床医师需要细心询问病史和仔细检查病人。任何一个临床医师和治疗者都必须记住，对任何疾病和痛症准确的认定是治疗疾病的必要条件；对于肌筋膜触发点，准确找到关键和原发触发点是治疗最重要的环节。但是，还要首先排除疼痛是否来自器质性病变和其他病变，如非肌筋膜的疼痛（皮肤和瘢痕痛、骨膜痛、针灸穴位痛和运动神经终板痛）、骨骼系统疾病、神经疾病、内脏疾病、感染性疾病、新生物和精神性疼痛。如果病人患有以上疾病，作为临床医师或治疗者都要特别注意，不要因止痛而延误对这些疾病的治疗。

对肌筋膜疼痛触发点的认定，国内外的标准是一致的，即：①明确的酸痛点，但要注意的是牵涉痛常常掩盖了疼痛点的位置；一旦病人发生不能准确快速定位的疼痛点或找不到压痛点时，作为临床医师或治疗师应该考虑到这个感觉疼痛的位置可能是牵涉痛的位置。②明确的触压痛点，要依赖对疼痛的感知程度（病人能准确认知）。③结节样拉紧带（包括了酸痛点）。④触压和针刺有牵涉痛和局部抽搐反应常常是肌筋膜疼痛触发点的准确定位的指征。如果能够准确地诊断，治疗会相当有效。

认定肌筋膜疼痛触发点一般应具备以下条件。

1. 病史　即突然发作的肌肉过用；反复肌肉疼痛和慢性过用受累肌肉引起的肌肉疼痛；不明原因的肌肉疼痛。上述肌肉有既往的疼痛史和损伤史。

2. 疼痛的肌肉上有明确的触痛点（酸痛），痛点处及其周围常可触及绷紧的带状或条索状结节。

3. 每一肌肉的触痛点伴有其特征性的远处牵涉痛。

4. 受累肌肉运动和牵张范围受限，肌力稍变弱。

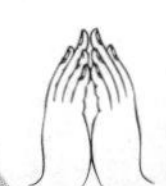

5. 快速触诊和针刺上述肌肉触痛点可引发局部抽搐。

6. 施以压力和针刺触痛点可引发疼痛和牵涉痛。

7. 睡眠不足时疼痛加重，常伴有失眠和易醒、头昏、头痛、眩晕及健忘等症状。但在运动量较大的人这一点并不明显，特征为运动性疼痛，不能发力，发力时疼痛或发软。

认定肌筋膜疼痛触发点还可借助 MRI、B 超、肌电图和肌张力仪等检查。

通过大量的临床观察和对案例的分析我们发现，许多肌筋膜疼痛触发点常伴有一些远处的关联触发点，这些关联触发点又有自己的二级关联触发点。因此作为一个仔细和认真的诊断者，必须注意到这种情况，以免错过彻底诊断清楚或漏掉应该被治疗的疼痛触发点。

第五节 肌筋膜疼痛综合征的治疗方法

过去对肌筋膜疼痛综合征的治疗，是以不同的方法对受累肌肉或肌群牵张，消除触发点，或抑制中枢性的疼痛和松弛张力带，或解除肌束痉挛，改善局部血液循环和全身营养状况。由于对受累肌肉或肌群的牵张会造成肌肉的痉挛性疼痛，导致病人难以忍受甚至病情加重，因此必须用有效的方法阻止肌肉痉挛和疼痛，以利于肌肉被牵张开。常用的方法有：肌疗法、肌肉牵张加冷喷雾疗法、肌内封闭、针刺、牵张法。还有超声法、激光、低中频电、冲击波等治疗方法，但必须在牵张疗法的支持下才能使触发点疼痛得到有效的治疗。

由于现代治疗学的发展，很多对触发点的治疗研究和临床实践证实，对触发点的治疗需要用以康复治疗为主体，药物、手术治疗为辅的综合治疗方法。康复治疗中，包括受累肌牵张锻炼、触发点针刺疗法、触发点按摩推拿、触发点理疗（除了微波外，最好避免用中高频电疗）、小剂量反复的局部运动锻炼、本体感觉锻炼等；这些治疗需要分主次、分步骤地进行；对中、重度疼痛的触发点，最好加用针刺疗法，效果会较快、较好。注意，这里强调的是触发点，也就是说，需要治疗者首先对触发点的位置予以明确。至于药物的选用，主要为营养补充剂、微循环改善剂和机体免疫改善剂。

本书着重阐述推拿手法对肌筋膜疼痛触发点的治疗，尤其强调对受累肌牵张体位进行手法灭活触发点。当然，对受累肌的牵张要依据其肌纤维的方向；不同部位的肌肉有不同的牵张法，但由于肌纤维的方向各异，牵张的方法需要仔细地斟酌，否则会造成过度牵张和牵张不到位。除了治疗师的牵张方法外，还可以在治疗后让病人在家中模仿医师所教的对受累肌肉进行自我牵张锻炼和局部肌肉按摩。

本书中虽然强调对受累肌的治疗，注重的是局部，但是更强调人是一个

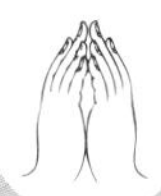

完整的机体,每一部分都是相互联系的。复杂的系统不仅是各部分的总和,而是像“树木与森林”的关系一样。推拿治疗中一定要看到各部分在整体中的相互关系。例如,踝关节扭伤的病人,为保护受伤的腿,重心向健侧转移,因此可能引起健侧臀部和背下部肌肉紧张;背部肌肉出现平衡失调后可能影响颈部肌肉,出现头痛,这种情况下只治疗颈部肌肉不能解决头痛问题。

推拿的各种手法都可用于肌筋膜触发点上,但是前提是找准触发点,即肌肉内的中央触发点和肌肉附着处的触发点。一般来说,肌肉内的中央触发点较大,肌肉附着处的触发点较小。

推拿治疗时要注意的有几点:一是触发点推拿一般不按骨点和肌腱;二是不主张一味地大力推拿,而是要根据病人的感受和承受力去做,力度要合适,轻重并用。同时,要保护自己,避免用力不当而损伤了自己或损伤了病人。

一般来说,推拿治疗所需的时间较长,7~14 天为一个疗程。不过患有较重肌筋膜疼痛综合征的病人,特别是慢性的,推拿按摩反而会加重病情,所以最好以其他疗法先开始治疗,等病情稳定而变得轻些时再进行推拿治疗,效果会很好。另外,推拿疗法还可作为其他疗法的辅助疗法,常常会有更好的效果。

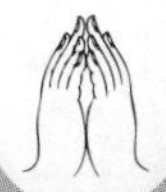

第二章

肌筋膜疼痛触发点推拿疗法概论

本章阐述肌筋膜疼痛触发点的推拿治疗。施治时以肌筋膜疼痛触发点为施术重点，也包括肌肉、结缔组织和神经肌接头处的触发点等。

第一节　推拿疗法的作用

肌筋膜疼痛触发点手法作用主要有以下几方面。

一、纠正解剖结构位置方面的异常

在临床上中医认为有一部分关节错位(或为半脱位)，在X线摄片中往往不能反映。例如：骶髂关节半脱位，小儿桡骨头半脱位等。有些学者也承认："……暴力加在任何关节上，既能使一部分韧带受伤，也可使关节移位。移位的关节可使一部分未断的韧带受到牵拉而发生紧张，它们的弹性可能将关节面交锁在一不正常的位置上。于是病人感到疼痛，而关节的正常生理运动，也要受到限制。在X线摄片上有1~2mm的移位常不易看出，但是当复位时，常有一弹响发生，随之病人感到舒适，所以中医讲的错位，虽然X线摄片上常常无根据，但是在临床上这是事实。"小儿桡骨头半脱位、骶髂关节错位等不少疾病，用手法复位后，随即疼痛消失。因此，中医对于关节损伤，功能限制，往往均须使用手法，其目的是防其关节内部骨错筋走，经过恰当的手法来正骨理筋，症状即可获得缓解或消失。西方医学认为结构和功能是相互依赖的，结构的变化影响功能。例如，如果因为肌肉收缩使椎骨偏离了中线，它们支撑身体的能力就会减弱。相反，如果背部收缩的肌肉充分地放松，使椎骨能够移回到队列中去，背部的运动将会变得更容易、更灵活、更持久。

二、解除肌肉痉挛

肌肉组织通过收缩而实现它的功能，因而，肌肉缩短了就不能进一步工作，缩短的目的是一种人体自身防御保护机制。当人体组织损伤或劳损后的疼痛，活动限制，部分是由于肌肉痉挛，通过肌肉缩短保护受损部位不再受伤害。如能将它的痉挛消除，则病人的疼痛可以减轻而关节运动亦可增加。临床使用多种手法按摩，造成肌肉被动收缩，肌肉收缩升高肌肉温度，因为肌肉放松时，肌肉内贮存的能量以热的形式释放出来。温度的升高增加了肌肉的弹性和周围结缔组织（肌肉肌腱单位的筋膜）延展性，并降低了周围组织的粘着性。当肌肉等长收缩时，肌纤维缩短，而结缔组织延长可保持肌肉原有的长度。这种延长松解了胶原组织之间的异常连接，使纤维有更大的滑动范围，从而使肌肉能够被进一步拉长。等长收缩后，肌梭建立了新的长度 - 张力关系。当肌肉恢复其最大长度时，与触发点相关的疼痛和功能障碍得到缓解。

三、恢复正常神经 - 肌肉通路

肌筋膜疼痛是由自身的神经 - 肌肉反馈环路引起的，推拿刺激可能干扰这个环路，神经反应发生某些变化，从而使受影响的组织本身的功能发生变化，因而恢复正常的功能。

第二节　推拿疗法的适应证

1. 各个部位轻重不同的软组织扭伤。例如腰部扭伤，落枕等。
2. 各种损伤的后遗症。例如：骨折后会引起瘀积不散，关节粘连，活动受到不同的限制。
3. 各种软组织劳损，形成或多或少的疼痛点。功能可能受到限制。
4. 风寒湿外邪的侵袭，或外袭肌表，引起疼痛、麻木、沉重乏力，或者功能受到限制。
5. 退行性病变所引起的颈、胸、腰椎部或四肢部疼痛，功能受限。

第三节　推拿疗法的禁忌证

1. 妇女在怀孕期一般不能做腰部手法，以防引起流产。
2. 年老体弱、体质太弱患者，一般不能突然施行强刺激手法。
3. 对 X 线摄片见有骨质疏松存在者，一般不能施以重手法，以防止引起骨折等意外情况。

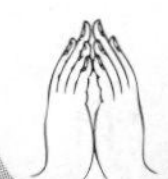

4. 患者急性损伤不超过24小时的，损伤局部不宜做推拿治疗。

5. 推拿治疗后疼痛增剧，有异常反应，或有全身症状存在，不宜继续推拿治疗，必须做进一步检查。

第四节　推拿疗法的注意事项

患者的损伤有轻重，体质有强弱，耐痛力有差别，年龄、性别也不同，因此，触发点手法按摩的轻重快慢亦须因人、因病而异。从古到今都清楚地指出：手法前要求有明确的诊断，平时要刻苦锻炼，不断提高手法的感应性和灵活性，既要掌握常法，又要随着病情的进退考虑手法加减。所有的手法要求持久、有力、均匀、柔和，从而达到深透的目的。

一、掌握好轻重和适应过程及病人的反应

患者对推拿治疗有个适应的过程。在这一过程中主要观察下面几种反应：

1. 对推拿手法的轻重，应根据患者感受程度来掌握。施用手法时病人受术局部应有酸胀、麻木或微痛的感觉，这是正常的反应，但这种反应必须以病人能够耐受为度，既不可不及，又不能过分。

2. 推拿治疗时，态度要仔细、认真，切忌粗暴、随意，病人初次接受手法治疗时手法宜轻，适应后可以逐渐加重。

3. 注意疼痛变化　推拿治疗后疼痛加重，经过休息后即见轻松，这是正常反应。如果疼痛反应经过休息不见好转，甚至加剧，则是不良反应，应考虑所采用的手法是否恰当，或者诊断上是否正确，及时找出原因，研究改进，或停止推拿治疗。

4. 有否肿胀、皮下出血或皮肤破损　对推拿治疗的病人在复查时应注意这些情况。如有肿胀或皮下出血，手法重量必须减轻，如有皮肤破损，必须停止在此处的推拿治疗。

二、掌握常法和变法

在人体各个部位和关节，一般均有常规的推拿手法，但由于病情往往复杂多变，因此，在常规手法中须加以变化，通常应注意以下情况：

1. 要有整体观的思想，注意主症和兼症　病人主诉疼痛就诊，医者和治疗者了解发病经过，确定发病的病因和疼痛部位，手法治疗主症疼痛的同时，要照顾到兼症如心理因素和营养因素，在治疗过程中，通过跟病人的交流，进行心理引导和营养的健康宣教。

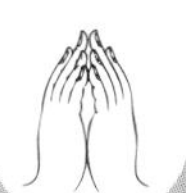

2. 触发点和牵涉痛,关联因素和卫星触发点　肌筋膜疼痛触发点有深浅之分,有触发点处的疼痛和其他区域的牵涉痛,每块肌肉形成触发点有其相关联的因素,还有卫星触发点。推拿治疗前应仔细了解,做到心中有法,根据触发点变化,手法也要有变化,总以消除肌疼痛触发点为要。

3. 注意点、线、面结合　一般要求,凡是疼痛集中的,应侧重使用"点"上的手法。疼痛沿着经脉循行部位扩散放射的,应加强"线"上的手法。如果是大面积疼痛的,应多使用"面"上的手法。

根据触发点所在肌肉的类型,手法的选用有以下规律:

长肌:多侧重"线"上的手法,如推、拿等法。

阔肌:多用"点"上的手法,如点、按等法。

扇形肌:多用"面"上的手法,如按、揉等法。

只要我们有保证医疗安全的意识,在临床上中不断实践、总结,一定能对上述规律有所体会,并能逐渐提高对肌筋膜疼痛综合征的推拿治疗效果。

第五节　推拿手法分类

一、摸法

摸法是肌筋膜疼痛触发点(可简称为触发点)的检查诊断手法。一切触发点均需要运用摸法来发现和确定位置,而后才能进行治疗。

摸法,就是用治疗者的双手对于肌筋膜做认真和仔细的摸触,找到肌肉上的结节或带状结节,并与正常组织对比,确定触发点的位置(图2-5-1)。应该根据不同的部位和病情来掌握摸法的轻重和步骤。

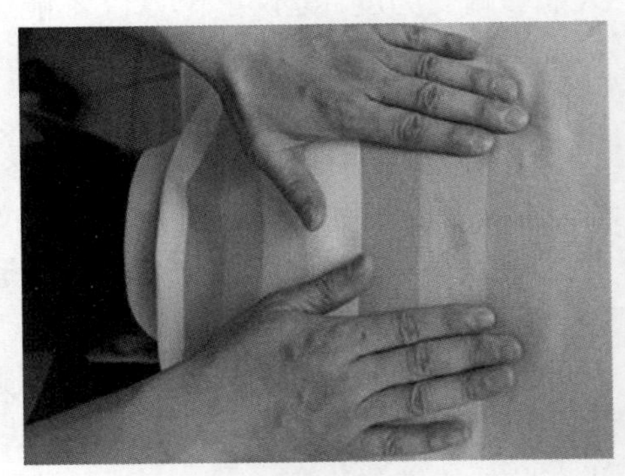

图 2-5-1　摸法

施用摸法应搞清楚肌筋膜疼痛触发点的各种情况:

1. 摸清触发点的部位,了解牵涉痛的部位和范围。
2. 同时要分清楚是活动的触发点还是潜在的触发点。
3. 肢体运动功能如何。

二、一指禅推法

用拇指着力于一定部位,运用腕部的往返摆动,使所产生的力持续作用

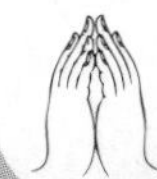

于该处，称为一指禅推法。

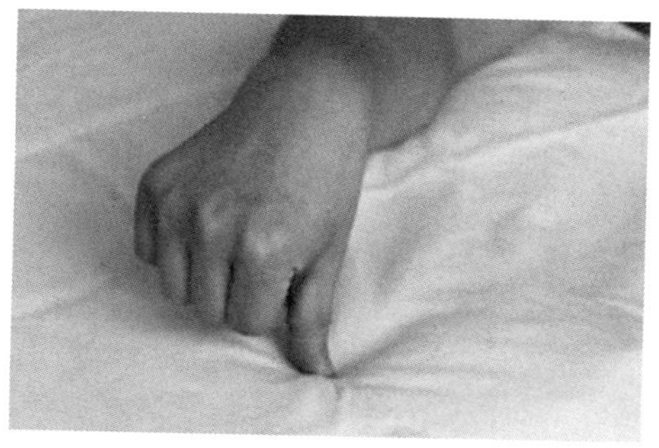

图 2-5-2 一指禅推法

操作要点：用拇指指端、罗纹面或偏峰着力于一定的部位，沉肩、垂肘、悬腕、指实、虚掌，运用腕关节的往返摆动带动拇指（图 2-5-2）。运用本法操作时，要求紧推慢移，即腕部摆动要快（120~160 次 / 分），而拇指移动要缓慢。

1. 沉肩 肩关节放松，肩部不能耸起用力。若肩部未放松，操作时上肢部易产生疲劳感，并使动作受牵制。

2. 垂肘 应使肘部的位置略低于腕部、肘关节不能外翘，腕部尺侧要低于桡侧，以使拇指着力于操作部位上。

3. 悬腕 腕关节应自然悬屈，在腕关节放松的状况下，使腕屈曲至 70°~90°，否则会影响腕关节的灵活性和手法力量的深透。

4. 指实 拇指自然用劲，使拇指罗纹面着实吸定于操作部位，不能离开或来回摩擦。

5. 掌虚 除拇指着力外，掌与其余四指均要放松，自然屈曲，切不可挺劲。

一指禅推法可缓解肌肉痉挛，消除疲劳，是肌筋膜疼痛触发点按摩的最主要手法，必须经历刻苦和规范化训练，方能熟练操作。此法轻则力在表浅肌筋膜，重则力达深层肌筋膜。指力轻则可达 3kg，中则 5kg，重则 20kg。通过对一个个触发点的治疗，组成一条线，再扩展成一个面，从而使整个治疗部位放松。

三、㨰法

㨰法是治疗者空拳，手背吸附在一定的施治部位交替进行往返㨰动的按摩方法（图 2-5-3）。

㨰法的操作要点：

1. 肩关节应自然下垂，肩臂部不要过分紧张。上臂与胸壁的距离保持 5~10cm，距离过近影响手法发挥，距离过远则易疲劳。

2. 肘关节屈曲至 120°~140°。角度过大不利于前臂的旋转摆动活动，角度过小则不利于腕关节的屈曲活动。

3. 手腕要放松，腕关节屈曲幅度要大，使手背㨰动幅度控制在：120° 左右，即当腕关节屈曲时向外㨰动约 80° 左右，腕关节伸展时向内㨰动约 40° 左右。

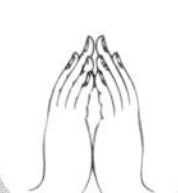

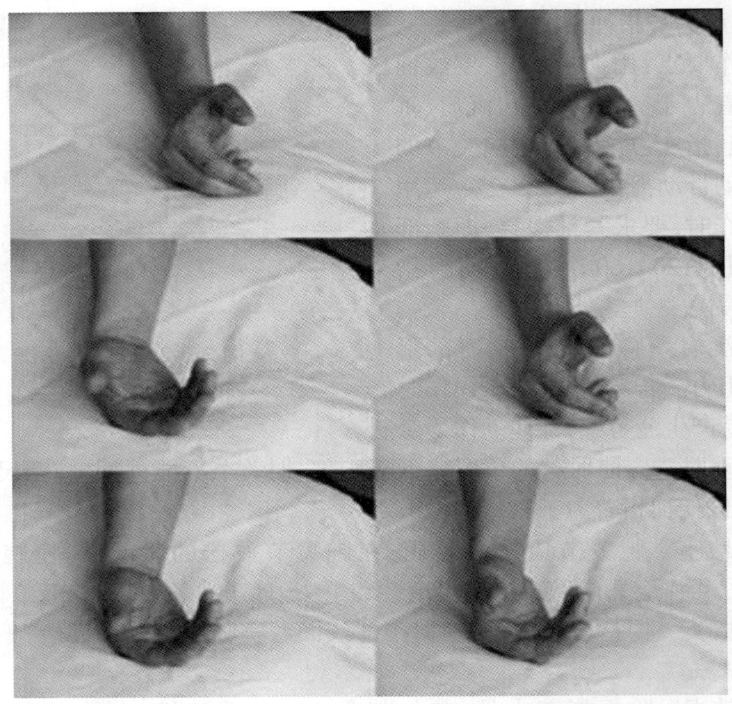

图 2-5-3 㨰法

4. 㨰动时，小鱼际及掌背小指侧着力点要吸附于操作部位上，不可跳动、顶压或使手背拖来拖去摩擦移动。并应避免手背撞击体表操作部位。

5. 㨰动时手背部接触范围为手背尺侧至中指。

6. 操作时，指掌均应放松，手指任其自然，不要有意分开、并拢或伸直。否则，会影响手法的柔和性。

7. 手法的压力要适量而均匀，动作要协调而有节律性，不可忽快忽慢或时轻时重。

㨰法可缓解肌肉痉挛，消除疲劳，是触发点按摩的主要手法。㨰法主要用于颈、肩、腰、背及四肢肌肉较丰厚处。常配合关节的活动，使得在放松的过程中增强关节的活动范围。

四、推法

推法是用大拇指端、大小鱼际肌及掌根四个部位，在病人体表上下、前后、左右地来回推动的按摩方法(图 2-5-4)。或一手操作或双手同时操作，或八字分推。推时手须踏实，不能轻浮，有节奏地来回推动。

推法是比较温和的手法，能疏通经络气血，放松肌肉。一般用于放射性

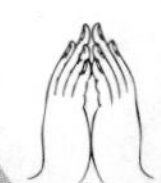

疼痛和长形肌的痉挛疼痛，或者作为强刺激手法之前的诱导手法和以后的缓和手法。常配用按摩介质如麻油、毛冬青等，能增加疗效。

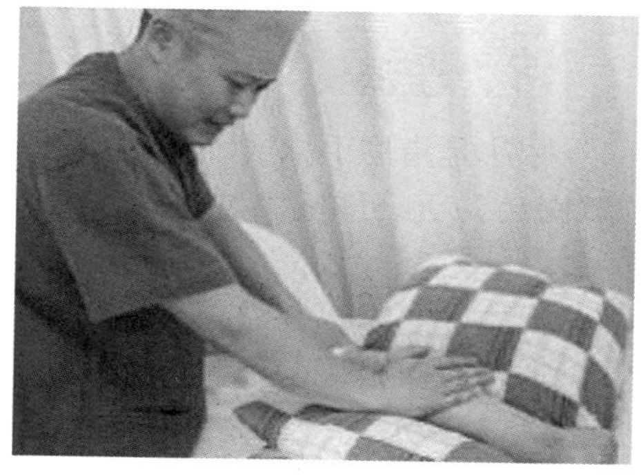

图 2-5-4　掌根推法

五、拿法

拿法属于一种强刺激的手法，根据病员的体型、病变范围而应用三指拿、四指拿或五指拿（图 2-5-5）。拿时须手指腹用力，由轻而重，由表及里，逐渐增加力量。在拿时可以感到有肌肉从手指间滑脱的现象。

拿法有活血通络的作用。在肩背部、腰部、四肢部均可采用。

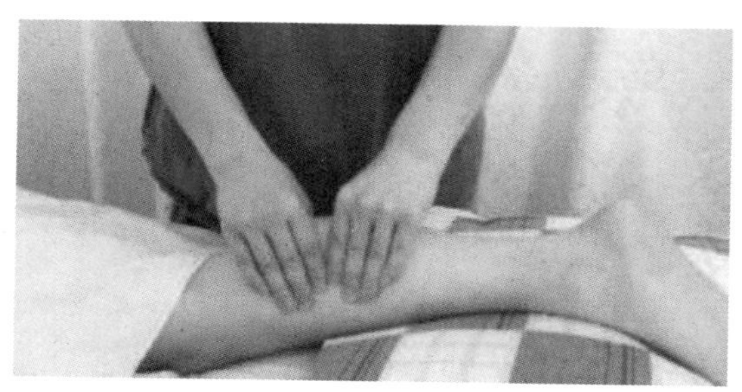

图 2-5-5　拿法

六、按法

按法是指用手指、手掌或掌根向下压按体表的病变部位的按摩手法（图 2-5-6）。其可分为单手按与双手按两种。单手按力度较轻，双手按力度较重。按时应由轻而重，由浅而深，以病人感到有酸痛、胀麻的感觉为度。按摩时可以凭借治疗者自身重量以帮助增加力度，弥补仅靠两臂力量的不足。

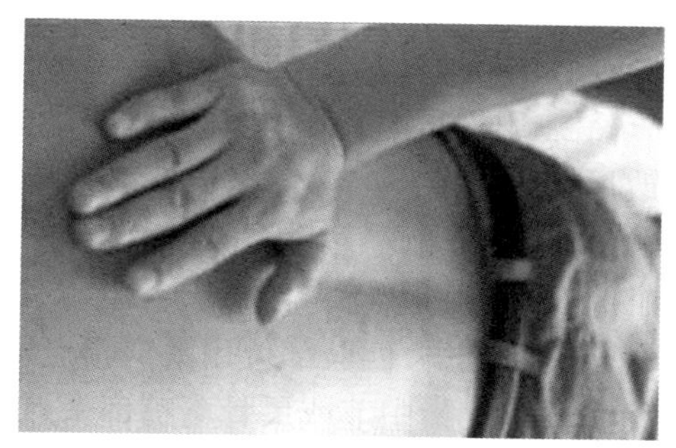

图 2-5-6　按法

按法是临床上最常用的手法，按法可促进血液循环的改善，起到止痛的功效。

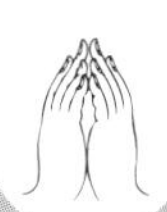

七、摩法

摩法是指用手指或手掌(主要是手掌)在体表部位做移动回旋摩动的按摩(图 2-5-7)。可单手摩或双手同时摩。

八、揉法

揉法的操作基本与摩法相同,所不同者是摩法在体表部位上要不断做一定范围之移动,而揉法是在体表部位上仅做较少的移动揉转,带动皮下组织(图 2-5-8)。因此,揉法较摩法集中,力量也较强。如果疼痛点集中者,可以重按之下配合揉法,要求使软组织能在指下或掌下滑动;疼痛范围广泛者,则须选用摩法。

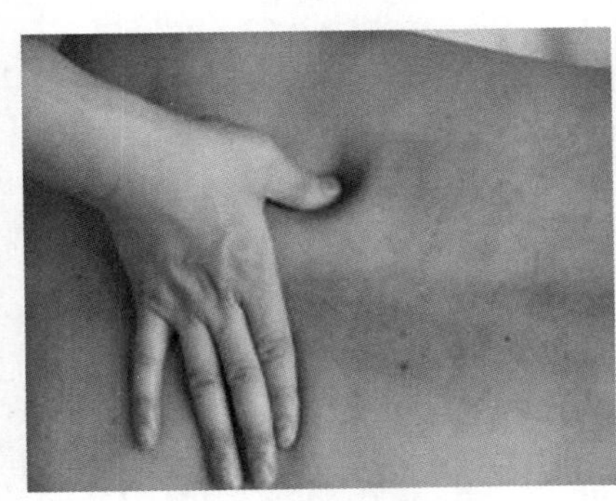

图 2-5-7　摩法

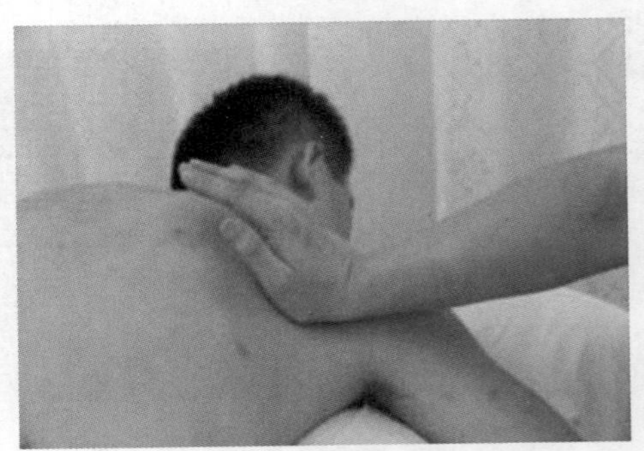

图 2-5-8　揉法

九、点法

点法是强刺激手法之一,在临床分为三种:

1. 用大拇指指端点(图 2-5-9),这是最常用的点法。

2. 用食指中节点,这比拇指指端的力量要强,如果大拇指端力量不够、即改用食指中节。

3. 用尺骨鹰嘴点(图 2-5-10),这种力量最强。以上两种点法仍感力量不够时,则可用此点法。

一般来讲,四肢部位用大拇指点即可,腰背部或者臀部由于肌肉肥厚,往往需要用食指中节或尺骨鹰嘴部来点才能有效。点时要求点准酸楚疼痛点,由轻而重,持续用力。在点的同时,必须上下或左右拨动或揉转痛点,不断加强刺激。

点法是常用的手法,凡是较深的痛点大都要用点法。点的力量应视患者

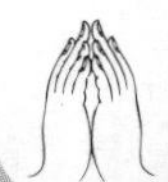

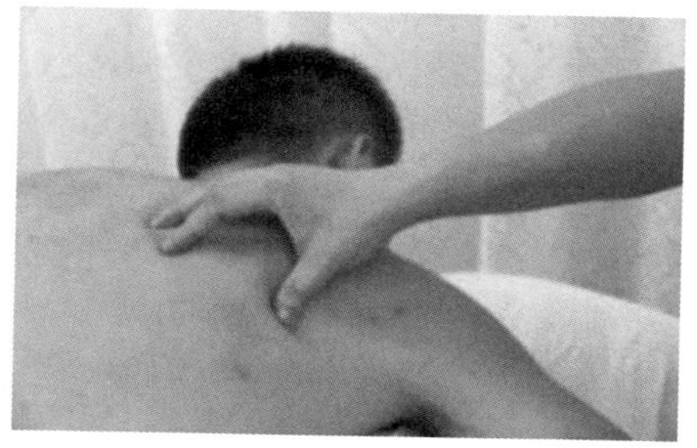

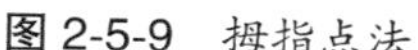

图 2-5-9　拇指点法

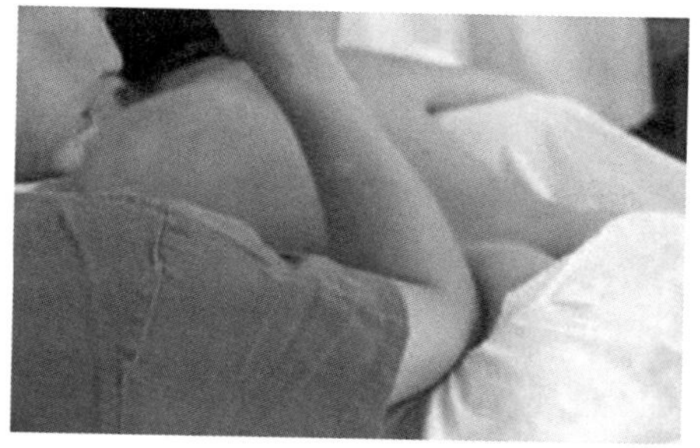

图 2-5-10　尺骨鹰嘴点法

对疼痛的耐受力和病情的需要来决定。

十、弹拨法

弹拨法是指以一手或双手拇指放在触发点旁边，采取向下、向外的两种合力进行的操作手法（图 2-5-11）。向下力的大小，取决于对触发点深度的判断。触发点较深者，向下用力的力度就要稍大些，使力能深及触发点。向外的推力，必须采取与皮肤下面肌纤维走向垂直的用力方向。这样在同样的力度下，垂直方向力比斜向力能使被推组织产生较大的位移。同时必须持续用这种合力维持此移位状态 20~45 秒。这种手法能充分松解紧张、痉挛的肌肉等软组织。

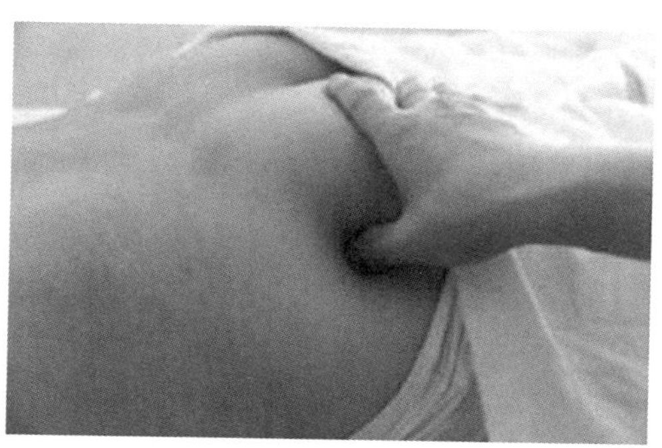

图 2-5-11　弹拨法

下篇　各　论

第三章

头项部肌筋膜疼痛触发点

第一节 颞肌肌筋膜疼痛触发点

颞肌是经常出现肌筋膜疼痛触发点(以下常简称为触发点)的骨骼肌。颞肌上活化的触发点除了会引起头颞部的疼痛外,还可引起上牙的疼痛。颞肌从前到后可发生一连串的触发点。最前一个触发点的牵涉痛在太阳穴、眉上、鼻孔和切牙;第二个触发点的牵涉痛向上弥散到颞中部,向下引起切牙后的两个牙的疼痛;第三个触发点的牵涉痛弥散到颞中后部,向下引起尖牙后四个牙的疼痛;最后一个触发点是中心触发点,其牵涉痛弥散到颞部的后部,向下引起后面磨牙的疼痛。(图 3-1-1)牙痛久治不愈,有明显的压痛但口腔科大夫没有发现牙部的问题时,临床医生应该考虑到颞肌肌筋膜疼痛触发点导致牙痛的可能性。

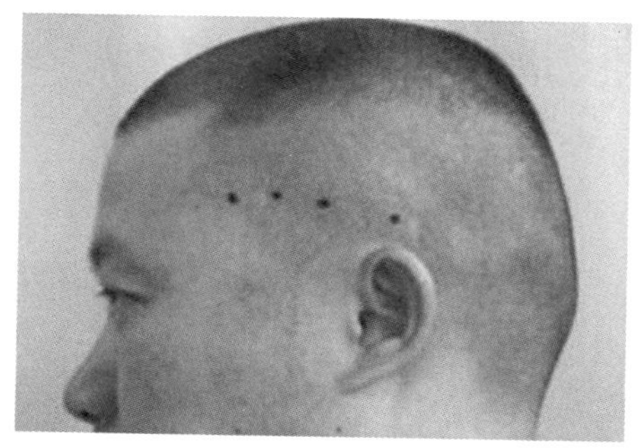

图 3-1-1 颞肌肌筋膜疼痛触发点

如果患有颞肌触发点,患者会主诉像上面描述的头痛、牙痛或牙周疼痛;但是,患者很少会知道自己张口受限,因为往往只有很小的范围,一般在5~10mm;于是,颞颌关节在这个小的受限范围内运动是不会感觉到疼痛的。有时,患者会告诉临床医师,他的上下牙不能咬到一起。如果患者下牙疼痛,一般较轻,叩诊时疼痛可有可无有,疼痛敏感、冷和热的感觉也可有可无。对这类患者,应该检查他们的颞颌关节的情况和他们的肢体姿势,特别注意颈部和头部的位置。要注意是否有头的前倾姿势,以及检查舌骨上下肌的张力情况。让患者做两指关节试验,即将示指和中指近侧指间关节屈曲排列后,经过上下切牙间放入到口中。正常情况下,可以放入为阴性;不能放入为阳性,提示颞肌高张力,或者存在局部其他肌肉肌张力增高。

［病因病机］

1. 颞部遭受风寒侵袭,使经脉不畅而瘀阻;

2. 长期咬嚼或用力过猛咬紧牙关,致使颞肌积累性损伤;

3. 颞部遭受撞击,使颞肌损伤。

［临床表现］

1. 颞部疼痛,头痛、牙痛或牙侧疼痛。

2. 少部分患者张口受限;有时患者会诉说上下牙不能咬合到一起。如果患者下牙疼痛,一般较轻,叩诊痛可以有或没有,有疼痛敏感、冷和热的刺激感觉下牙痛可有可无。

［诊断要点］

1. 颞部疼痛,头痛、牙痛或牙侧疼痛;

2. 两指关节试验阳性。

［手法治疗］

1. 体位

治疗者体位:坐位,面向患者头部。

患者体位:仰卧,颈部垫枕。

2. 手法

(1) 一指禅推法:依次用较轻柔的一指禅推颞肌上的4个触发点(图3-1-2),每个点时间1分钟。再推咬肌浅层触发点和外侧翼状肌触发点。

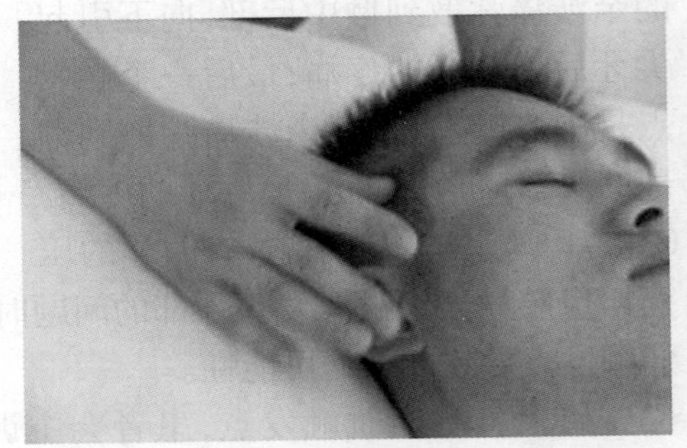

图 3-1-2 一指禅推法

(2) 按揉法:用大拇指或大鱼际肌轻揉轻按颞肌(图3-1-3),同时患者可以配合张嘴、咬牙动作,时间2~3分钟。

(3) 指推法:用大拇指偏锋顺颞肌走向推,从上到下推(图3-1-4),时间约1分钟。

［注意事项］

应注意对关联的外侧翼状肌触发点进行治疗处理。而且要意识到来自上部胸锁乳突肌和上部斜方肌的关联触发点还可以在颞肌上出现卫星触发点。

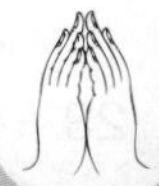

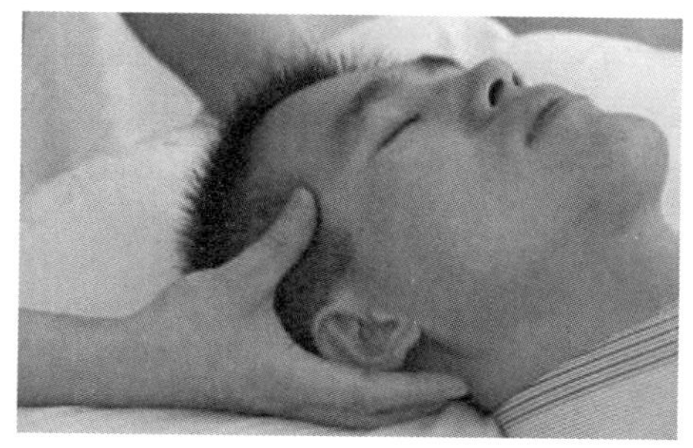

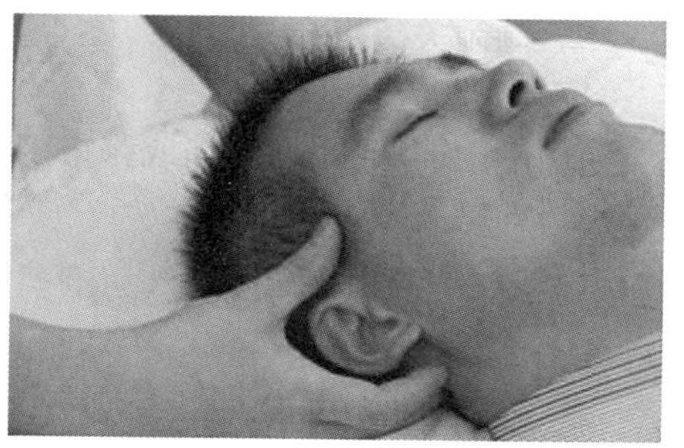

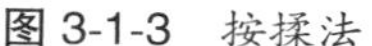

图 3-1-3　按揉法

图 3-1-4　指推法

［颞肌自我牵张方法］

每天多次地尽量做最大程度的张口锻炼。

第二节　咬肌肌筋膜疼痛触发点

咬肌可被分为两层，即浅层和深层。浅层咬肌触发点很容易触摸到，可被分为三组：一组在肌肉和肌腱的移行部，其牵涉痛弥散到颧部和起自上尖牙后的所有上颌牙；一组在肌腹，其牵涉痛在下颌骨和起自下尖牙后的所有下颌牙；一组在下颌角的咬肌附着处，其牵涉痛向前到下颌，并向上弥散到上眉弓。（图 3-2-1）深层咬肌较小，位于颞颌关节下，其触发点位于颞颌关节下，其牵涉痛主要在耳门及耳门的周围，并弥散到耳前区。如果半边面痛、张口疼痛或张口困难，牙痛明显，而牙科医师没有发现牙病，应该考虑咬肌触发点存在的可能性；咬肌深层肌触发点常常表现为颞颌关节的疼痛。

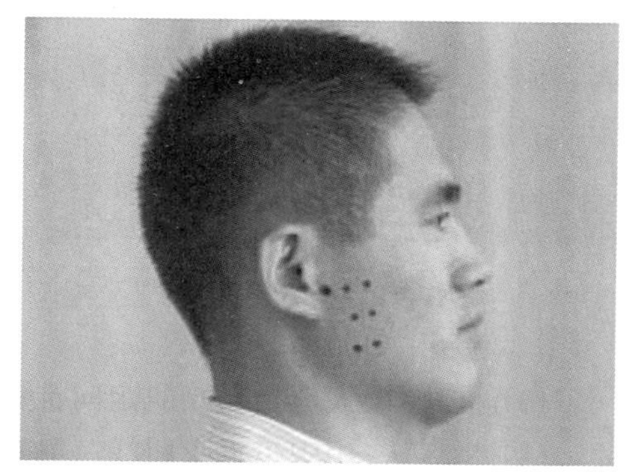

图 3-2-1　咬肌肌筋膜疼痛触发点

［病因病机］

1. 咬肌部遭受风寒侵袭，经脉不畅，使局部供血障碍；
2. 长期的咬嚼，致使咬肌积累性损伤；
3. 嘴嚼坚硬食物用力过度，使咬肌损伤。

［临床表现］

1. 半边面痛，张口疼痛或张口困难；

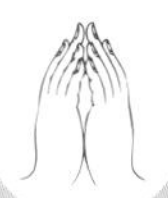

2. 颞颌关节疼痛。

［**诊断要点**］

1. 半边面痛，张口疼痛或张口困难；颞颌关节疼痛。

2. 两指关节试验阳性。

［**手法治疗**］

1. 体位

治疗者体位：坐位，面向患者头部。

患者体位：仰卧，颈部垫枕。

2. 手法

(1) 一指禅推法：依次用大拇指偏锋较轻柔地一指禅推咬肌浅层触发点(图 3-2-2)和外侧翼状肌触发点，每个点需持续 1 分钟。

(2) 掌按揉法：用大鱼际肌按揉咬肌(图 3-2-3)，时间 2~3 分钟，边按揉边嘱患者缓慢张口。

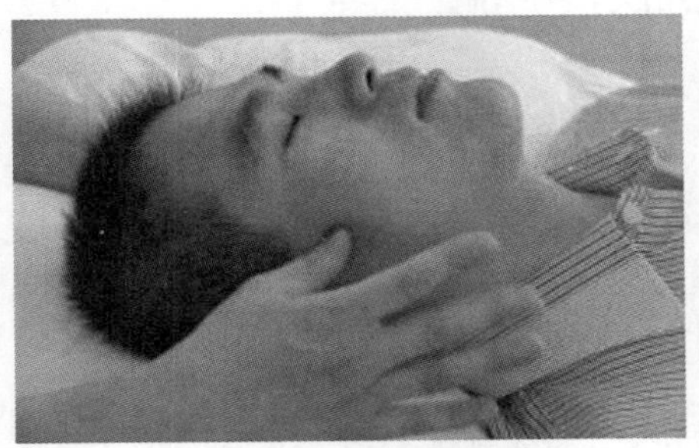

图 3-2-2　一指禅推法

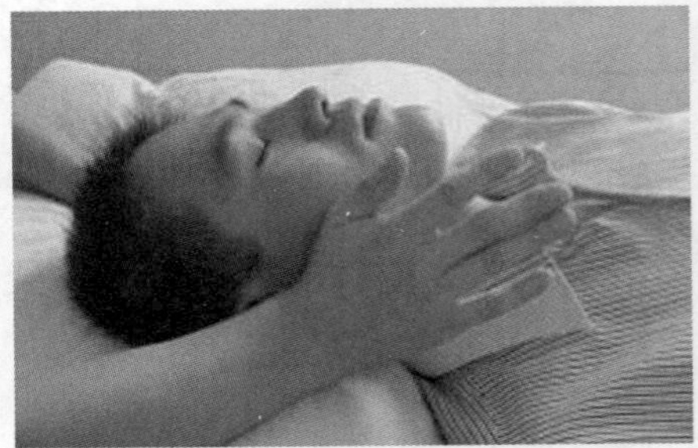

图 3-2-3　掌按揉法

(3) 推法：用大拇指顺咬肌走向推(图 3-2-4)，时间 1 分钟。

(4) 指点法：用中指点咬肌浅层触发点(图 3-2-5)，每点约 1 分钟。

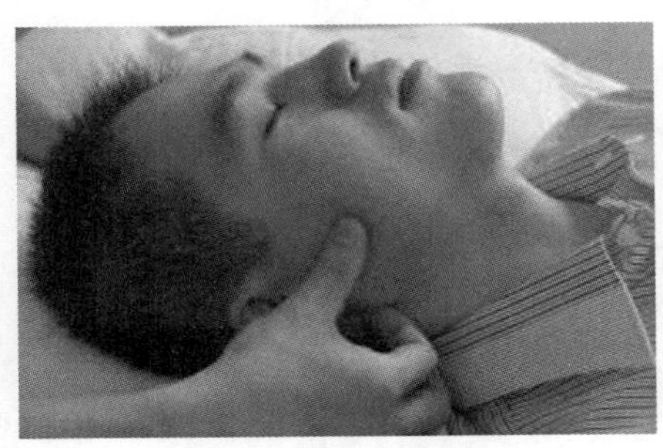

图 3-2-4　推法

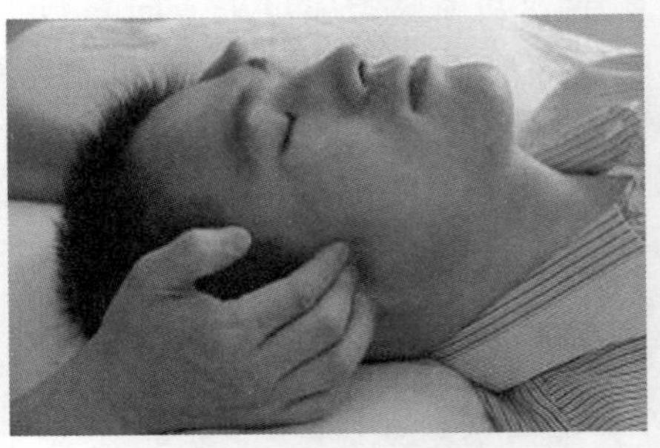

图 3-2-5　指点法

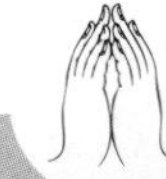

[**注意事项**]

注意对患侧的内侧翼状肌、颞肌和健侧咬肌予以适当治疗处理。

[**咬肌的自我牵张方法**]

每天多次地尽量做最大程度的张口锻炼。浅层咬肌可以通过最大张口动作进行锻炼;深层咬肌通过健侧手过头扳住颧弓,患侧手压住下颌骨咬肌附着处向内下推。

第三节　头后大、小直肌肌筋膜疼痛触发点

头后大直肌、小直肌是枕骨下肌群。头后大直肌起于枢椎棘突,于枕骨下项线的外侧骨面。头后小直肌起于寰椎后弓结节,止于枕骨下项线的内 1/3。头后大、小直肌触发点(图 3-3-1)可引起头痛、头晕和颈部僵硬疼痛。

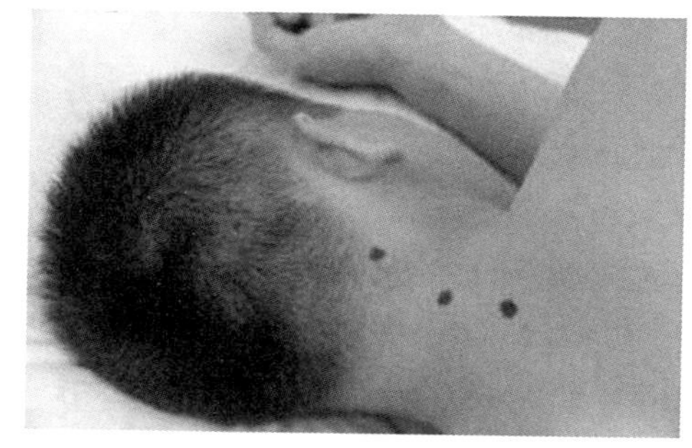

图 3-3-1　头后大、小直肌肌筋膜疼痛触发点

[**病因病机**]

1. 长期持续地低头工作易引起头大、小直肌的积累性损伤。

2. 当损伤积累到一定程度时,因受凉而诱发,日常生活中常见的损伤动作有:伏案、打麻将、打毛衣等时间较长,使用高枕等。

[**临床表现**]

1. 颈部僵硬疼痛,枕骨下项线外侧部位单侧或双侧疼痛。

2. 不能做快速点头动作,可引起头晕及放射痛。

3. 大多数病人有长期低头工作劳损史,头后大直肌在枕骨止点即下项线的外侧枕骨面可扪及条索状物或病性结节。

[**诊断要点**]

1. 患者头后及枕骨下项线外侧部位疼痛。

2. 快速点头时枕后外侧疼痛加重和头昏加重,或病人根本不能做快速的点头动作。

3. 抬头抗阻试验阳性。

4. 第 2 颈椎棘突及枕骨下项线的外侧面可扪及痛性结节。

[**手法治疗**]

1. 体位

治疗者体位:站立,面向患者。

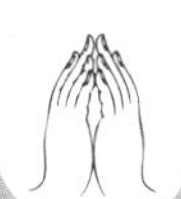

患者体位:侧卧,颈前屈曲。

2. 手法

(1) 一指禅推法:用中等压力在这两块肌肉的条索状物或痛性结节即触发点、起止点行一指禅推法(图 3-3-2),每点约 1 分钟。

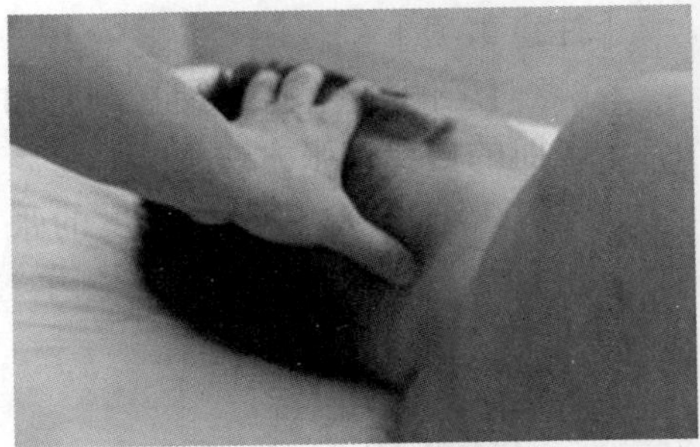

图 3-3-2 一指禅推法

(2) 弹拨法:用中等力垂直头后大小直肌弹拨(图 3-3-3),直至紧张或痉挛的头后大、小直肌较松弛,一般沿起点到止点弹拨,时间 2~3 分钟。

(3) 牵拉法:一手扶其枕后,一手扶其下颌,轻轻牵拉颈部(图 3-3-4)。

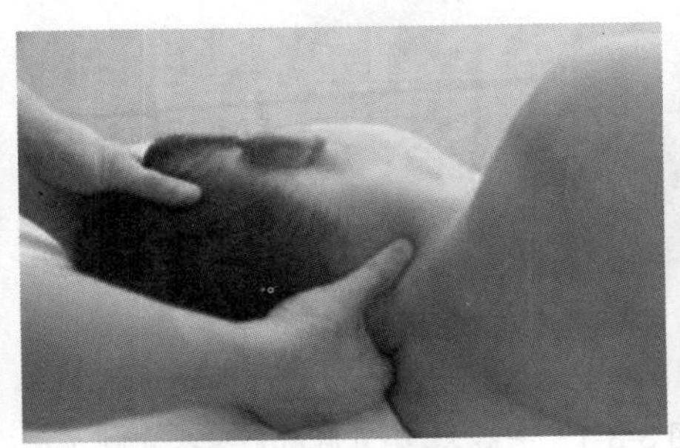

图 3-3-3 弹拨法

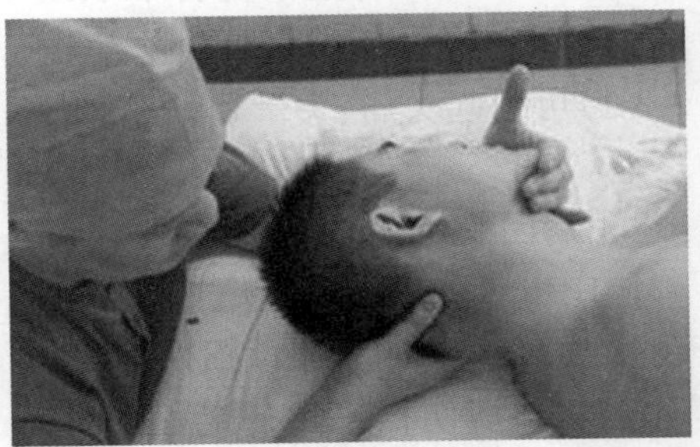

图 3-3-4 牵拉法

[注意事项]

注意对肩胛提肌触发点进行治疗处理。

[头后大、小直肌自我牵张方法]

1. 双手抱头后部,并向前屈颈牵拉。

2. 双手抱头后部,将头部稍微侧屈向前牵拉,牵张一侧的颈后肌。

第四节 头夹肌肌筋膜疼痛触发点

头夹肌起自上部胸椎和第 7 颈椎的棘突及项韧带,止于枕骨上项线外侧部位及乳突的后外侧,其浅层有斜方肌,深层有竖脊肌。收缩单侧头夹肌会使头转向患侧,收缩双侧头夹肌则使头后仰。头夹肌触发点形成后可引起头晕、头痛、眩晕等。头夹肌触发点位于第 2 颈椎棘突旁开 3cm 的位置(图 3-4-1),其牵涉痛在头顶部。一旦头夹肌形成触发点,患者会感到颈部僵直或头部旋转困难,视力模糊,假性近视,常因坐长途汽车低头睡觉时或坐位低头睡觉被

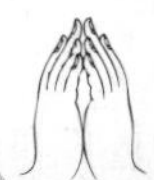

诱发。如果只存在头夹肌触发点，病人只会感到很小范围的颈部旋转受限，若伴有肩胛提肌触发点，这种限制会加重；由于疼痛和僵硬几乎会阻止头向患侧旋转。在检查时会发现，无论是主动和被动的颈部旋转都会受到不同程度的影响。做颈部屈曲动作，不能使下颌碰到胸骨，至少有一到二横指的距离。

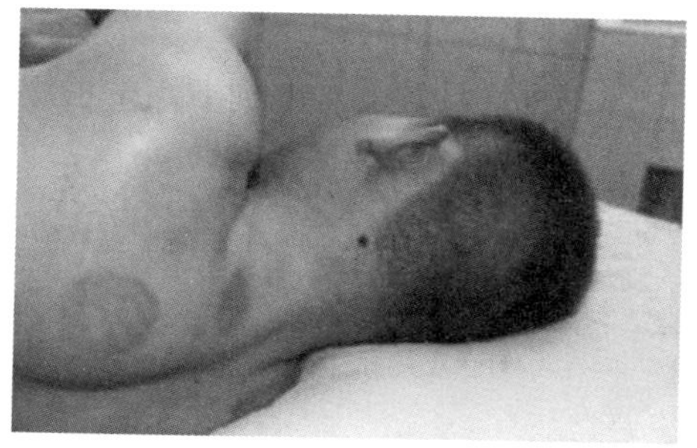

图 3-4-1　头夹肌肌筋膜疼痛触发点

［病因病机］

1. 头颈部大幅度的频繁活动及肩部负重时，易引起头夹肌水肿及慢性劳损，导致临床症状。

2. 第 7 颈椎为颈胸交界处，胸椎因肋骨的支撑活动范围小，而颈椎的活动以第 1 胸椎为支点，因此颈部活动时产生的应力集中于第 7 颈椎附着点，所以该项处易反复发生积累性劳损。

［临床表现］

1. 颈部不适、僵硬，在第 7 颈椎棘突旁及枕骨上项线外侧部分肌肉附着点疼痛，部分病人低头时感第 7 颈椎棘突处疼痛，头后仰受限。

2. 有局部外伤或劳损史。

3. 伴有头昏、头痛、眩晕等，视力模糊，假性近视。

［诊断要点］

1. 第 7 颈椎棘突旁可扪及痛性结节，头夹肌止点枕骨上项线外侧部分可扪及痛性结节及条索状劳损。

2. 低头伴牵拉时，其起止点时有牵拉痛及不适感。

3. 抬头抗阻试验阳性。

［手法治疗］

1. 体位

治疗者体位：坐位，面向患者。

患者体位：侧卧，颈前屈曲。

2. 手法

（1）一指禅推法：用轻柔的一指禅推头夹肌疼痛触发点（图 3-4-2），时间 1 分钟。

（2）弹拨法：用大拇指垂直头夹肌方向弹拨（图 3-4-3），沿起点到止

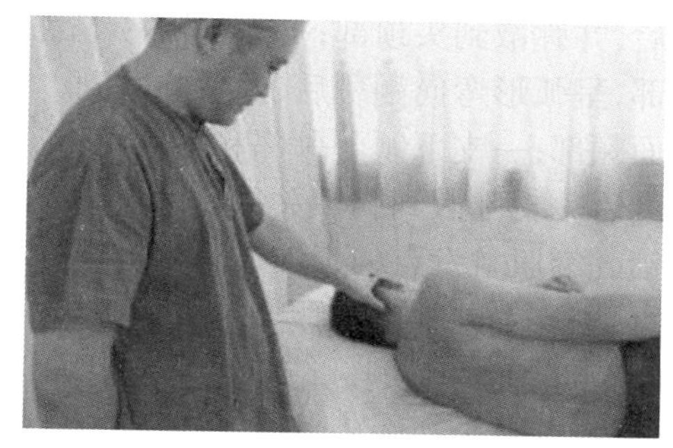

图 3-4-2　一指禅推法

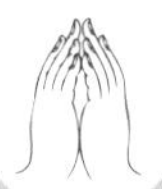

点,时间 2~3 分钟。

(3) 掌根揉法:从上到下用掌根缓慢揉(图 3-4-4),往返 5 次。

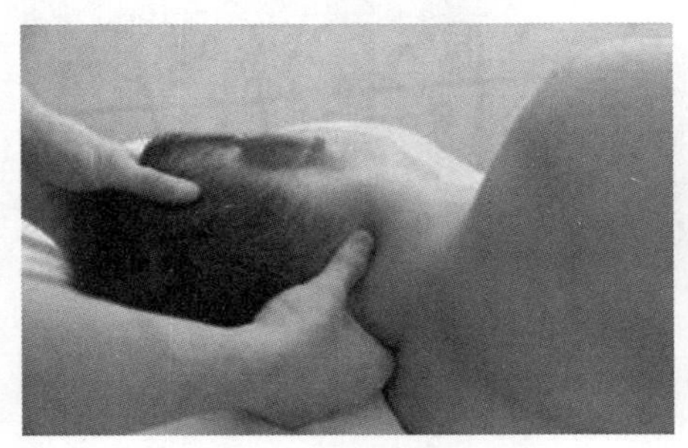
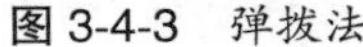

图 3-4-3　弹拨法

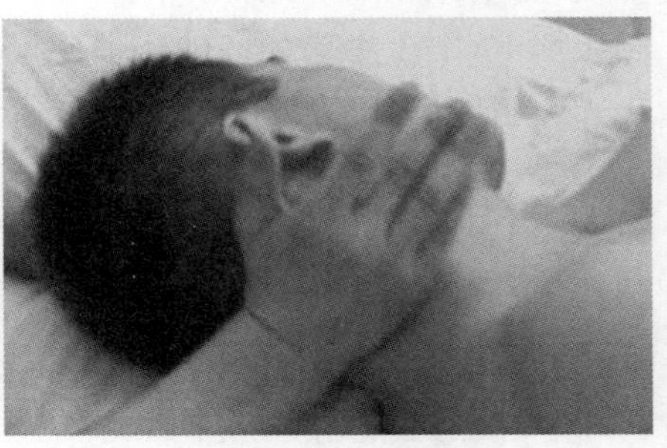

图 3-4-4　掌根揉法

[注意事项]

如果肩胛提肌触发点不消除,头夹肌触发点常会复发。

[头夹肌自我牵张方法]

坐立位下,双手抱住头的两侧耳上,将头向一侧旋转,以牵拉头夹肌,交替旋向另一侧。

第五节　胸锁乳突肌肌筋膜疼痛触发点

胸锁乳突肌是颈部主要的活动肌,该肌起于颞骨乳突,然后分为深浅两层。深层胸锁乳突肌止于锁骨内 1/3;浅层止于胸骨柄,即胸骨头。两层肌肉全长都可以发生触发点(图 3-5-1)。浅层胸锁乳突肌上部触发点的牵涉痛分为 4 支,一支到枕后,并弥散到头顶部;一支到眉弓上部,呈弧形弯向颧弓后,然后弥散到面颊部;一支下颌下颈部和下颏角;最后一支弥散到胸锁关节。深层胸锁乳突肌触发点的牵涉痛分两支走行,一支走到耳后和耳窝内的耳孔部,该部牵涉痛常诱发眩晕;另一支走向额结节部,有时双侧额结节受累。当胸锁乳突肌有触发点时,患者颈部会变得僵硬,并且头部旋转困难,而且他人会发现患者头部轻度向一侧旋。

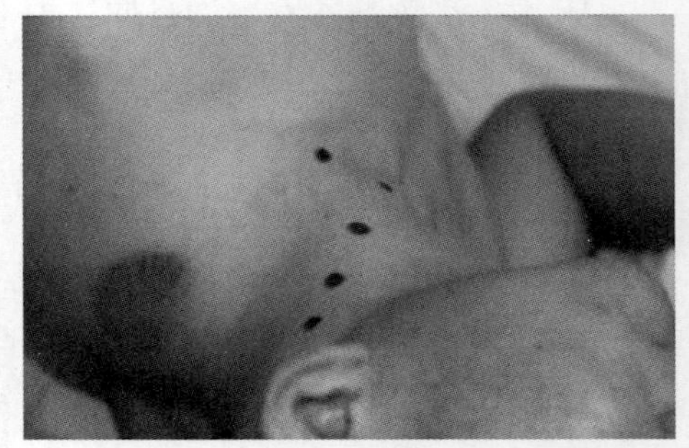

图 3-5-1　胸锁乳突肌肌筋膜疼痛触发点

胸锁乳突肌触发点也是引起颈部疼痛和僵直的又一块肌肉,患者常主诉

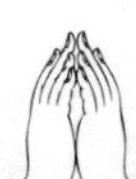

颈部的酸痛，颈部活动不便，而且常用手擦摸乳突下的胸锁乳突肌。有时，在这些部位发现的触发点结节和压痛被认为是淋巴结病变。与其他肌肉触发点不同，患者喜欢侧睡在患侧，而多加枕头垫住头部，减少该肌承重。如果胸锁乳突肌触发点是颈项僵直的一个附加因素的话，那么在它在受累前，已存在肩胛提肌、后颈部肌和上斜方肌的触发点。如果胸锁乳突肌的胸骨头触发点活化，由于要保持头部直立会引起疼痛，所以患者会将头倾向患侧；导致临床医师所给出的诊断是“张力性头痛”。患者常会出现患侧前额出汗、眼流泪和眼结膜发红、鼻炎、眼睑下垂，有时还会出现视力模糊和复视。尽管已有颈部过旋、屈伸受限，但是患者并不知道。

胸锁乳突肌锁骨头受累，患者会出现三大症状：前额疼痛、姿势性眩晕和姿势不平衡、辨距困难和失重感（本体感觉受干扰）。这种患者最易晕车和晕船，伴有恶心呕吐。夜间或平卧时翻身和头部旋转引发眩晕；白天行走和开车时姿势改变均会发生头昏头晕，干扰直立平衡，导致摔倒和车祸。有少数患者还会有听力障碍。

［病因病机］

1. 急性暴力转头或受外力撞击致肌肉局部红肿充血，颈项转动疼痛。

2. 不正确的睡眠姿势和长期偏头姿势下的工作引起积累性损伤（如汽车维修工作）。

［临床表现］

1. 有慢性偏头工作劳损史或睡眠姿势不当史。

2. 颈部活动受限、僵硬，转颈疼痛。患者常采取被迫体位。单侧胸锁乳突肌肿大。

3. 病人伴有头昏、偏头痛、眩晕、失眠等，某些病人有视力、听力障碍。

［诊断要点］

1. 胸锁乳突肌抗阻收缩时疼痛，即转颈试验阳性。

2. 做胸锁乳突肌过伸牵拉试验时，即向健侧转头时该肌肉疼痛。

3. 肌肉附着点或肌腹可扪及痛性结节或条索状物。一般位于该肌肉止点、乳突和上项线，肌腹压痛阳性。

［手法治疗］

1. 体位

治疗者体位：坐位，面向患者。

患者体位：仰卧位，颈肩部垫一小枕头，使颈处于后仰状态，头偏向健侧。

2. 手法

(1) 一指禅推法：应用中等力从颞骨乳突到锁骨头、胸骨头紧推慢移推胸锁乳突肌的疼痛触发点（图 3-5-2），时间 3~5 分钟。在肌腹中部注意用力的大

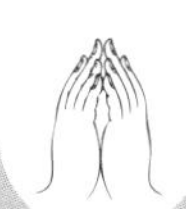

小和方向,避免刺激颈动脉窦。

(2) 弹拨法:从颞骨乳突到锁骨头、胸骨头仔细弹拨(图 3-5-3),时间 2~3 分钟。

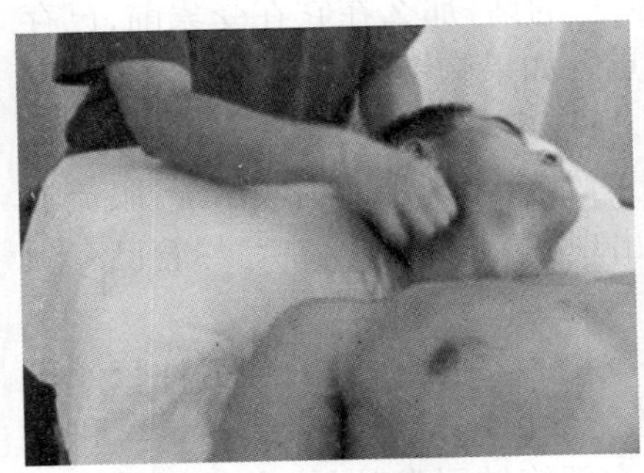
图 3-5-2 一指禅推法

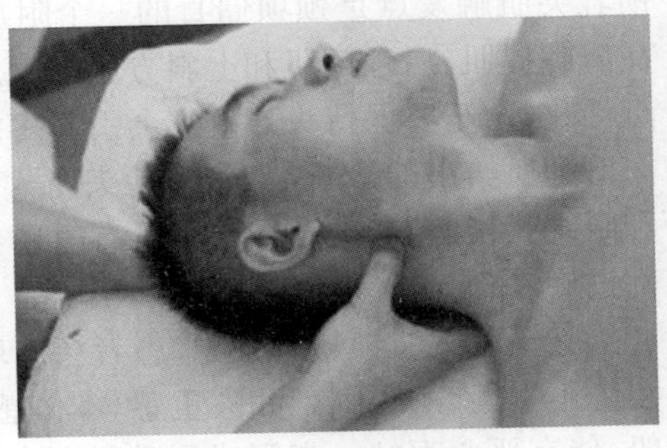
图 3-5-3 弹拨法

(3) 点按法:着重点按胸锁乳突肌颞骨乳突、锁骨头、胸骨头附近的疼痛触发点(图 3-5-4),时间 3 分钟。

(4) 指推法:从颞骨乳突到锁骨头、胸骨头用大拇指推胸锁乳突肌(图 3-5-5),往返 5 次。有条件可用推拿介质如万花油、按摩油,效果更佳。

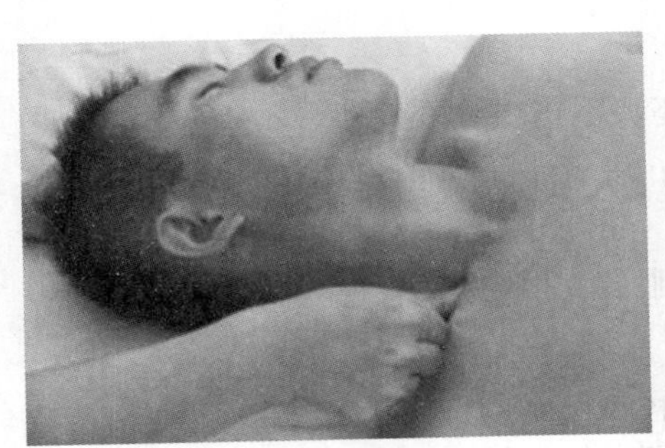
图 3-5-4 点按法

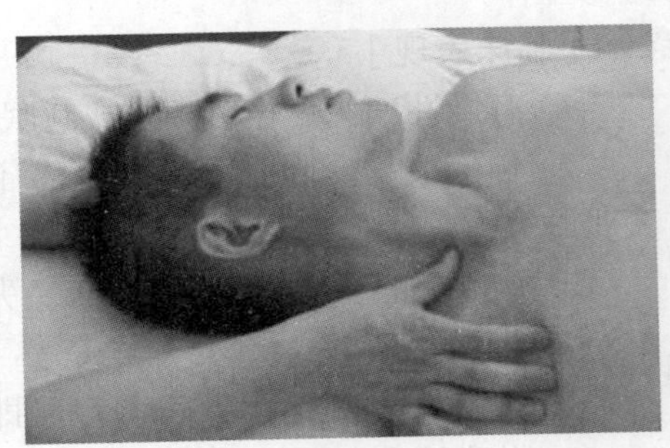
图 3-5-5 指推法

[注意事项]

患者的健侧胸锁乳突肌也常会出现触发点,同时,头夹肌也常会随胸锁乳突肌触发点并发触发点。有时肩胛提肌、颈夹肌和颈后部许多肌的触发点都会被胸锁乳突肌急性触发点所激活,然后两到三周后逐渐减轻。有时还会发生颞颌关节的疼痛反复疼痛,只有在胸锁乳突肌触发点被消除后,这种疼痛才会结束。

[胸锁乳突肌的自我牵张方法]

1. 头向健侧偏,下颌向下压低,用健侧的胸锁乳突肌收缩来牵张受累的

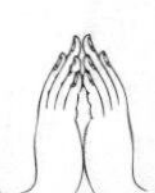

胸锁乳突肌(如果两侧的胸锁乳突肌同时受累,这个方法就不适用了,那么应选择自我手法牵张)。

2. 患者坐在靠背椅子上,背靠椅子背,受累肌肉患侧的手抓住椅子边作为固定;头偏受累肌一侧,患侧眼看斜上方,然后,用健侧手轻度后旋头部和牵拉头向健侧。

第六节　斜角肌肌筋膜疼痛触发点

斜角肌有四块,前斜角肌、中斜角肌、后斜角肌和小斜角肌,其中有颈神经丛从其间穿过。一旦斜角肌有触发点形成,除了肌筋膜触发点本身引发的症状外,还会出现对颈神经丛的刺激和嵌压现象。前斜角肌的触发点主要出现在肌肉的中部,中斜角肌的触发点在肌肉的下部,靠近锁骨上窝,小斜角肌位置较深,所以触发点也较深,这三条肌肉触发点的牵涉痛常混在一起,向前条状集中嵌入到胸部,向中集中到肩部和肩关节中部,并向桡侧上肢和拇指弥散,向后集中到肩胛骨内侧缘。后斜角肌触发点位于颈角斜方肌的深面,其牵涉痛位于上臂外侧缘和前臂后侧肌手掌、手指背面。这种牵涉痛,在早期,较轻患者常常感到整个上肢疲劳和累感,中度患者感到麻木和有时酸胀痛,重者患者会感到持续的酸胀疼痛和麻木。(图 3-6-1)

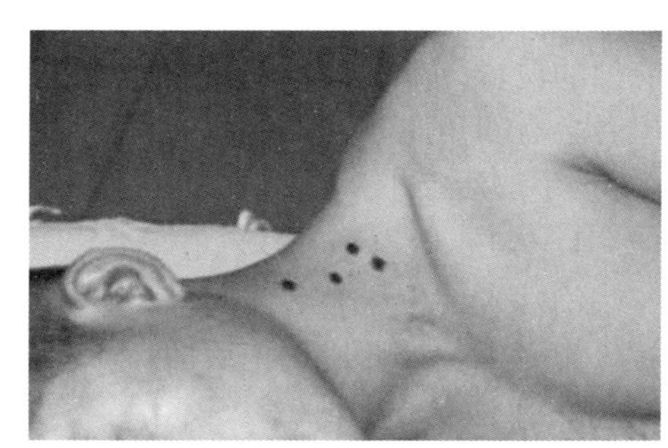

图 3-6-1　斜角肌肌筋膜疼痛触发点

臂神经丛、锁骨下动静脉和淋巴管均在前、中、后斜角肌与第一肋骨之间的缝隙通过,斜角肌形成触发点引致的肌肉短缩,导致第一肋骨上抬,还有小斜角肌顶住后面而造成结构上的狭窄。这种结构上的狭窄类似畸形的胸廓上口,引起出一系列胸廓上口综合征的症状和体征。轻者仅表现为手和上肢麻胀痛、怕冷、沉重和睡眠影响,在锁骨上窝的和下位颈椎横突前后的位置可以有明显压痛紧张带,牵拉上臂和上举上臂一段时间疼痛会加重。但在较重的斜角肌触发点患者,尽管在锁骨上窝的和下位颈椎横突前后的位置可以有明显压痛紧张带,其表现更重,除了受累上肢的胀痛或麻痛、睡眠影响、上肢怕冷外,患者上肢出冷汗,早晨手背部浮肿和手指有晨僵现象。

[病因病机]

1. 前斜角肌受第 5 颈椎至第 7 颈椎(C_5~C_7)间脊神经前支的支配。临床上下位颈椎病变,如 C_7 横突肥大或有颈肋的刺激压迫,会引起前斜角肌的痉

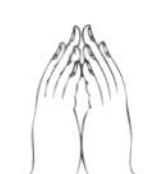

挛或炎症水肿，从而累及臂丛神经、血管出现相应症状。

2. 前斜角肌是一呼吸辅助肌，如患哮喘等呼吸性疾病时，肺部氧利用率低，肺活量增大，则前斜角肌利用率增高，易发生劳损而出现症状。

3. 人到中年体重增加，胸廓向下牵引，导致斜角肌紧张受累而劳损。

［临床表现］

1. 无明显外伤史，多发于 30~40 岁的青壮年。

2. 多单侧发病，下颈部及前侧面疼痛酸胀，用力咳嗽时可放射至上臂尺侧，前臂和手的内侧，手指发凉、发紫或苍白无力。

［诊断要点］

1. C_3~C_6 横突可触及斜角肌的痛性结节；锁骨上窝较为饱满，可触及痛性结节。

2. 斜角肌痉挛试验　颈部向健侧弯受到明显限制，常只有 30° 的范围；而且颈部极度旋转到患侧时患者会感到疼痛，特别是旋转后将下巴抵达肩部时，会发生痉挛性疼痛。

3. 斜角肌减痛试验　当使颈部侧弯时，检查者需要慢慢地和小心地旋转颈部；这个方法通常可以引出患者颈部的疼痛或拉紧的感觉。一旦患者出现麻烦的位置，那么触发点的检查位置从此处开始。将患者患侧前臂抬过头顶，患者会有斜角肌触发点疼痛的减轻。

［手法治疗］

1. 体位

治疗者体位：站立，面向患者。

患者体位：侧卧，颈稍后仰。

2. 手法

(1) 一指禅推法：应用中等力从 C_3 横突处推向 C_6 横突处、紧推慢移推前、中、后斜角肌及小斜角肌的疼痛触发点（图 3-6-2），时间 3~4 分钟。

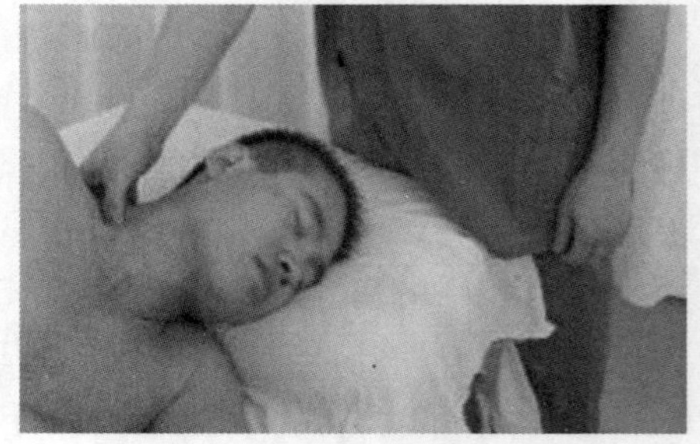

图 3-6-2　一指禅推法

(2) 弹拨法：从第 2 颈椎横突处到锁骨窝仔细弹拨（图 3-6-3），时间 2 分钟。

(3) 指推法：从第 2 颈椎到第 7 颈椎横突处、锁骨窝处（图 3-6-4），往返 5 次。有条件可用推拿介质如万花油、按摩油，效果更佳。

(4) 指揉法：应用中等力着重按揉前、中、后斜角肌及小斜角各触发点（图 3-6-5），时间 3 分钟。

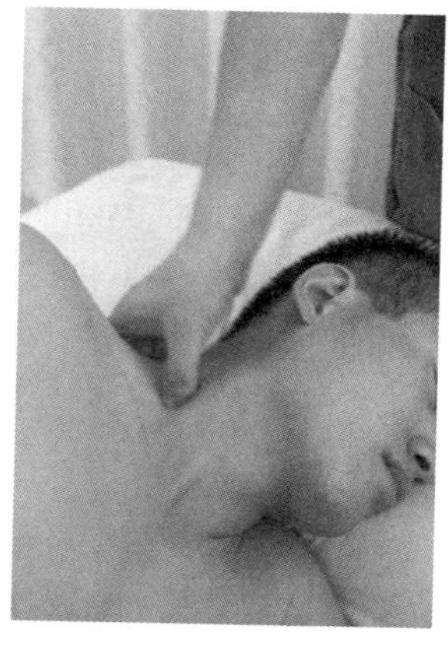

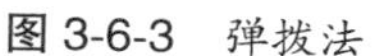
图 3-6-3　弹拨法

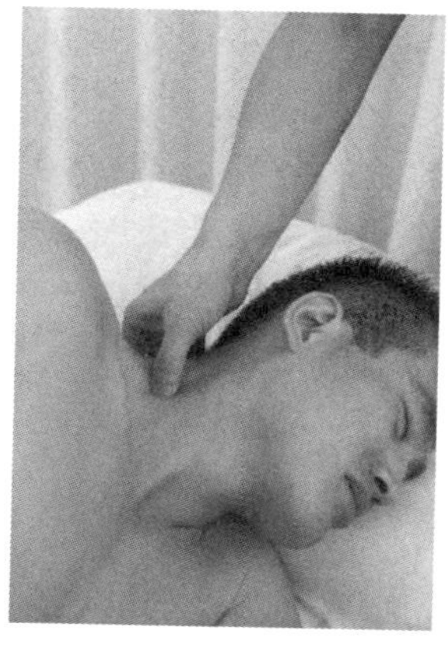
图 3-6-4　指推法

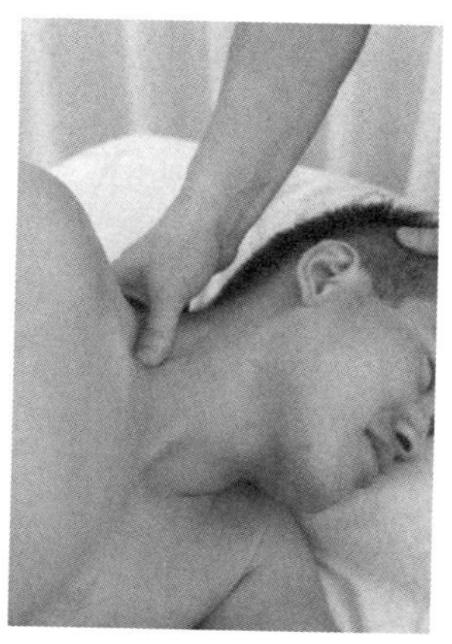
图 3-6-5　指揉法

［注意事项］

一旦小斜角肌发生触发点，它将会触发所有其他斜角肌产生触发点。斜角肌触发点常被发现与上斜方肌触发点、胸锁乳突肌触发点和头夹肌触发点共发。斜角肌触发点可以引发一系列卫星触发点，而且斜方肌触发点和其卫星触发点的发生常被误诊为肩周炎，或与肩周炎相关的触发点共发，使肩周炎变得难以治愈。这一系列卫星触发点包括：胸大肌触发点、胸小肌触发点、肱三头肌长头触发点和三角肌触发点；较重的病例还可有桡侧腕伸肌、尺侧腕伸肌、指伸肌、肱桡肌继发性触发点；如果，斜角肌触发点引发了肱肌的触发点可以引起大拇指的疼痛。

［斜角肌自我牵张方法］

1. 患者仰卧，将患侧手压在健侧臀下，将头旋向不同的位置，用健侧手将头向健侧牵拉；眼视健侧，头旋稍微旋向健侧以牵拉后斜角肌；眼视上方，头置于正中位，牵拉中斜角肌；眼视患侧，头稍微旋向患侧，牵拉前斜角肌。

2. 患者坐于靠背椅上，上身斜向健侧，患侧手拉住椅座边，用健侧手将头部向健侧牵拉；头稍微旋向上方，再稍微向后旋，并向健侧牵拉前斜角肌；头面对正前方，向健侧牵拉中斜角肌和小斜角肌；头稍微旋向健侧，牵拉后斜角肌。

第七节　斜方肌肌筋膜疼痛触发点

斜方肌是所有骨骼肌中最易发生触发点的肌肉，几乎 98% 的人都患有或轻或重的斜方肌触发点，而且以斜方肌上部多见。斜方肌是一块在颈背部很大的骨骼肌，分为上、中、下三个部分，覆盖了颈后、肩部、背部，主要维持人体

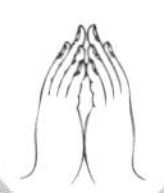

直立姿势和固定上肢肢带的主要肌肉。这种功能,即上肢活动时,需要脊椎作为固定点。如果上肢处于反复不断的小强度活动,例如:操作电脑者肘部悬空无支持状态,而且长时期工作大于45分钟;此时,斜方肌上部和中部会处于过度强直收缩,使肌肉处于缺血状态,久而久之,活化了中上部的肌肉和肌肉筋膜上的触发点。所以,斜方肌肌筋膜触发点的产生常是工作姿势不良或工作姿势保护不当所致的,多见于办公室长期使用电脑的工作人员和用手操作的工人,即公务员、工程师、生产线操作工等。斜方肌有多个触发点,而且以上部和中部斜方肌的触发点为多且严重;所以斜方肌触发点可以分为上部、中部和下部斜方肌三个部分来描述(图3-7-1)。

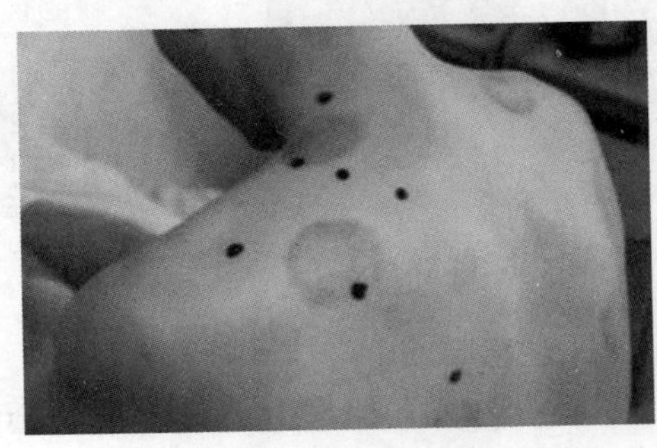

图 3-7-1　斜方肌肌筋膜疼痛触发点

上部斜方肌:第一个最常见的斜方肌触发点位于颈角稍偏前的位置,它的牵涉痛位于太阳穴、颞部和下颌角、颈的外侧部,类似一个倒置问号;患有这个触发点,患者主诉持续的颈后外侧部的疼痛,常还伴有颞部和太阳穴疼痛,偶尔有下颌角疼痛。常常被误诊断为是颈椎病或纤维性神经炎。第二触发点也非常常见,它位于肩的中部,常形成一个较大的触发点结节,其牵涉痛的位置在枕角处和肩部;患有这个触发点,患者主诉也是持续的颈后外侧部的疼痛,但没有头痛。当头部旋转时,疼痛就会出现。而且容易活化肩胛提肌和颈夹肌的触发点,引起颈部僵硬,使旋颈困难;最后活化了第一触发点,引起头部疼痛。这两个触发点都位于斜方肌的边缘,可以通过手捏的方式进行检查,中等程度的触发点可以引出颈部和太阳穴的牵涉痛。有这两个触发点,患者甚至不能忍受穿厚重的衣服。

患有上部斜方肌触发点,患者常常会自我保护性地把头稍微倾向患侧。

中部斜方肌:第三个斜方肌触发点位于肩峰的位置,其牵涉痛属于局部型,只在触发点的周围,这个触发点归属于附着处触发点,是在肌和肌腱的移行部。如果患有第三触发点,患者无法忍受穿重衣服、挎重包。第四个触发点位于肩胛骨内上角的中斜角肌处,其牵涉痛出现上臂和前臂的前外侧面,患者会主诉该处的奇怪的寒冷感觉和局部鸡皮样改变;这种寒冷的感觉来自自主神经反应,当粉笔和手指甲在黑板划或抓时,患者会描绘:“就像冷气在脊梁上下传的感觉。”第五个触发点位于肩胛骨内上角下和肩胛冈上,即靠近第四个触发点下 1~2cm 的位置，其牵涉痛位置在胸 4~ 胸 6 棘突的肩胛骨内侧，并向周围松散弥散；患有第五触发点的疼痛，患者对疼痛的感觉是一种烦人的烧灼疼痛。

患有中部斜方肌触发点，患者会出现圆肩现象。

下部斜方肌：第六个触发点位于内侧 1/3 肩胛冈下缘，属于附着点处的触发点，其牵涉痛沿着肩胛骨内侧缘分布。患有这个触发点，患者主诉持续的上背部疼痛，而且这个触发点就像一把钥匙，常常启动上斜方肌的触发点，作为卫星触发点。第七个触发点位于胸 8 棘突到肩胛骨内侧缘之间，其牵涉痛较为广泛，主要牵涉痛在枕角处、颈部和肩峰表现，同时在患侧背部和肩胛冈上都有弥散。

由于下斜方肌肌力变弱，患侧肩被上部肌肉抬高，出现单侧耸肩现象。

［病因病机］

1. 工作姿势不良或工作姿势保护不当所致，多见于办公室长期使用电脑的工作人员和用手操作的工人，如：公务员、工程师、生产线操作工等。

2. 感受风寒，使局部血脉不畅，肌纤维长期营养不足，弹性减弱容易发生劳损。

［临床表现］

1. 有外伤、劳损及受凉史。

2. 患者颈背部酸痛深重、发僵、活动受限，严重者做低头、耸肩、旋颈等动作时有障碍，部分患者有负重物感，叩击肩背时有轻快舒适感，多为单侧发病，头因肌肉痉挛略偏向患侧。

［诊断要点］

1. 颈部斜方肌可触及团块状痛性结节，压之可向头枕部放射。

2. 颈部上项线肌肉起点和枕后腱弓处可扪及痛性结节。患侧斜方肌过伸时（即向健侧旋转头部）有疼痛为斜方肌过伸试验阳性。

［手法治疗］

1. 体位

治疗者体位：站立，面向患者。

患者体位：坐位，背向治疗者。

2. 手法

(1) 㨰法：逆着斜方肌肌纤维方向㨰（图 3-7-2），时间 3 分钟。

(2) 一指禅推法：因斜方肌较浅，可用轻柔的一指禅推疼痛触发点（图 3-7-3），每点时间 1 分钟。

(3) 弹拨法：用轻柔的力量弹拨斜方肌的肌纤维（图 3-7-4）。

(4) 拿法：主要拿上部和下部的斜方肌（图 3-7-5），每个部位拿 3~5 次。

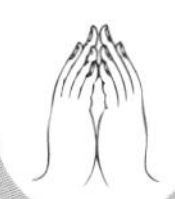

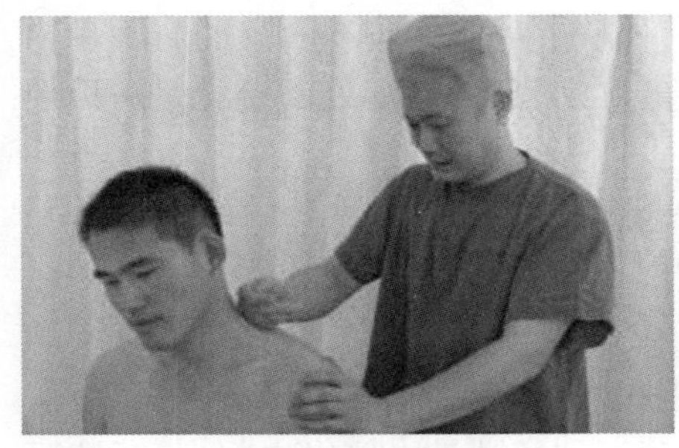

图 3-7-2 揉法

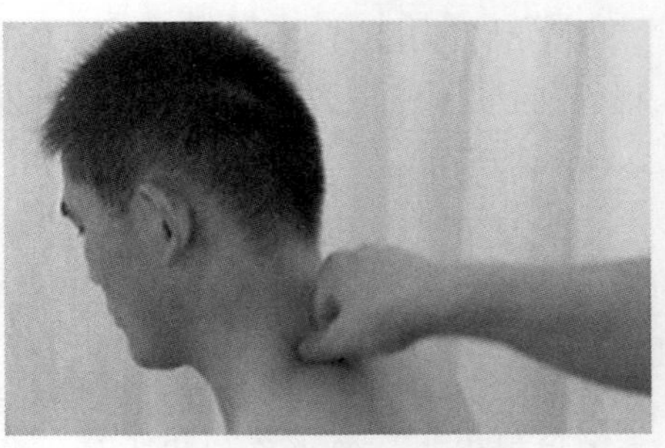

图 3-7-3 一指禅推法

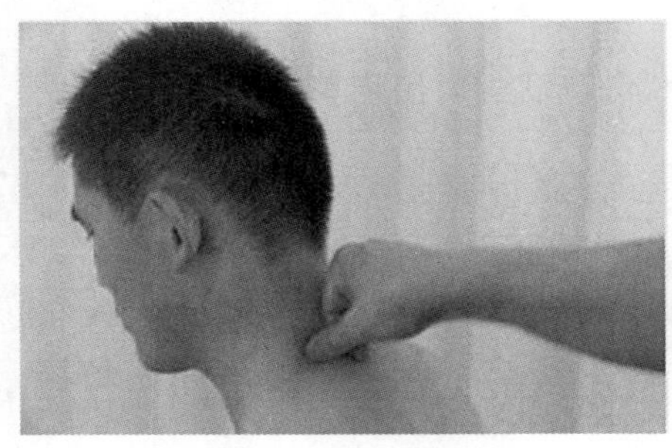

图 3-7-4 弹拨法

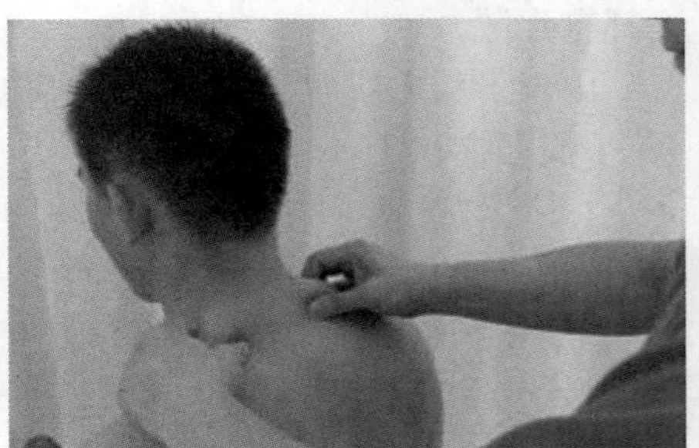

图 3-7-5 拿法

［注意事项］

斜方肌触发点的活化常常与颈部和胸部脊椎紊乱有关，因此在治疗上通过正骨手法的方式来校正这一部分的脊柱常常很有必要。工作和生活姿势的校正可以减少治疗后复发的几率。手部工作时，肘部被支架支持住是一个减少斜方肌触发点发生的关键因素。

［斜方肌自我牵张方法］

上部斜方肌自我牵张法：在靠背椅上，端坐，患者背靠住椅背，患侧手稍向后抓住椅座边，健侧手上举过头扶住患侧头耳上部位，将头 45° 旋向健侧，然后用健侧手将颈部向健侧牵拉。

中部斜方肌自我牵张方法：①患者一手抓住另一手的手腕，尽量绷紧上肢向前伸，后背尽量向后弓；②患者将两手相叠与前臂平行，一起上举过眼，然后，两肘用力向胸前慢慢靠拢，继而放松再上举回原位，这样反复做 10 次。

下部斜方肌自我牵张方法：健侧手扶住患侧的肘部，举过头顶，用健侧手将患侧上臂向健侧头上方牵拉。

第八节　肩胛提肌肌筋膜疼痛触发点

肩胛提肌位于颈后外侧直到肩胛骨上角内侧。肩胛提肌触发点有两处，一个位于颈角处，另一个位于肩胛骨上角内侧处(图 3-8-1)。其牵涉痛集中于颈角及其周围，一半在颈后，一半在肩内侧，并分两支弥散，一支沿肩胛骨内侧缘下行，一支走向肩关节后三角肌的位置。

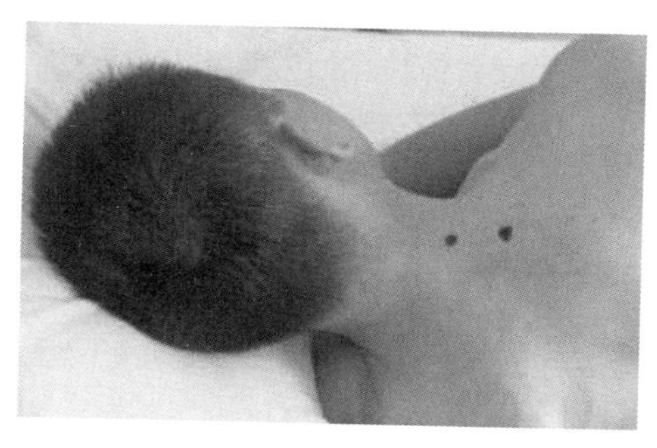

图 3-8-1　肩胛提肌肌筋膜疼痛触发点

肩胛提肌一旦发生触发点，患者会感觉到颈角部的疼痛和颈部僵直，行走时双肩疼痛，而且穿大衣和紧身衣时会感觉沉重和肩部疼痛；特别是一些老年人在拄拐杖行走时，拄拐杖侧的肩部疼痛加重；较重的患者，无法将头经患侧旋转向后；有时，落枕可累及肩胛提肌。肩胛提肌的触发点在肩胛骨的内上角上方和颈角处可以被触摸到，其牵涉痛在整个颈角处，并弥散到肩胛内侧缘和肩后部，患者的肩颈部怕冷。

［病因病机］

1. 颈部运动产生的应力、扭转力相对集中在第 4~6 颈椎，所以此处最易发生退变和劳损。跨越第 4~6 颈椎的肩胛提肌也必然存在劳损。劳损后肌肉为避免损伤，反射性地处于紧张状态(即痉挛)，致使肌张力增高，长期这样必然导致肌肉起止点的损伤。也就是说临床上有颈椎病的存在，必然导致肩胛提肌不同程度的损伤。

2. 暴力性肌肉损伤，如举重运动或肩扛作业的工人，因活动需要肩胛骨迅速上提向内旋转，肩胛提肌必然突然收缩，由于肩胛骨有斜方肌及大小菱形肌附着，运动时肌肉相互抑制，因此各肌肉不能同步配合时会使肩胛提肌受伤。

［临床表现］

1. 肩胛骨内侧缘疼痛，肩部沉重，颈部不适，肩背部有紧缩感。

2. 提重物时疼痛加重，并向颈肩部及上肢放射。

［诊断要点］

1. 有急慢性劳损史或颈椎病史。

2. 肩胛提肌的起点第 2 颈椎横突处、止点肩胛骨内上角可扪及痛性结节。

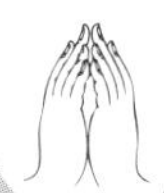

3. 肌肉牵拉试验阳性，即头向健侧前屈时，肩胛提肌被牵拉产生疼痛。

4. 上肢后抱头摸嘴试验提示无法摸到嘴部，因为头和颈部的旋转度减少。

[手法治疗]

1. 体位

治疗者体位：坐位，面向患者。

患者体位：侧卧，颈前屈曲。

2. 手法

(1) 一指禅推法：应用中等力推肩胛提肌的疼痛触发点(图 3-8-2)，时间 2 分钟。

(2) 弹拨法：应用中等力从上到下地弹拨肩胛提肌(图 3-8-3)，时间 2 分钟。

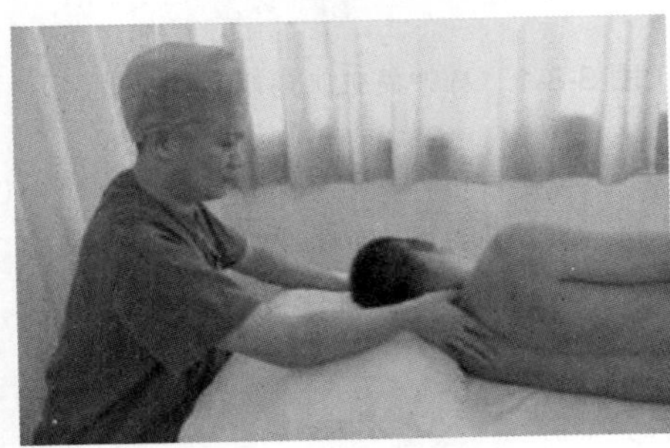
图 3-8-2　一指禅推法

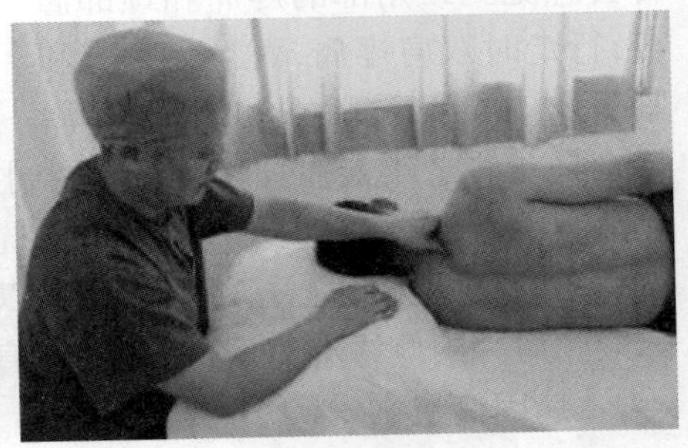
图 3-8-3　弹拨法

(3) 点按法：应用中等力大拇指点按肩胛提肌的疼痛触发点(图 3-8-4)，时间 1 分钟。

(4) 掌根揉法：用掌根按揉肩胛提肌(图 3-8-5)，时间 2 分钟。

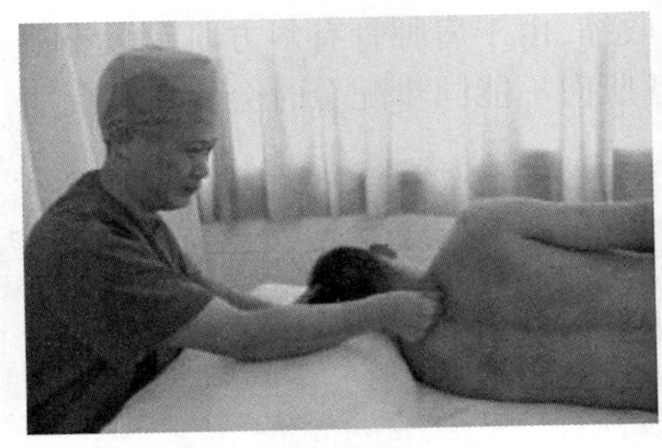
图 3-8-4　点按法

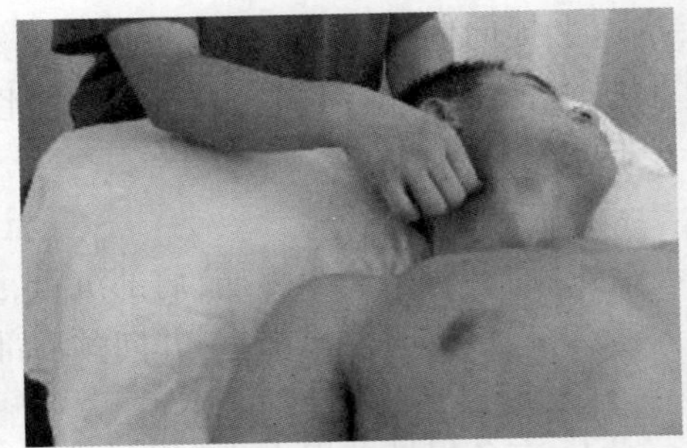
图 3-8-5　掌根揉法

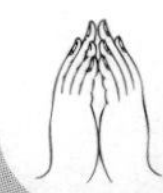

[注意事项]

注意对相关联的头夹肌疼痛触发点进行治疗处理。

[肩胛提肌的自我牵张方法]

患者坐椅,患侧手抓住椅边,身子斜向健侧,头斜向健侧,用健侧手从上过头扶住头顶和头颞部后侧,将颈部向健侧牵拉。

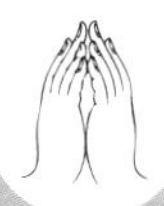

第四章

肩臂部肌筋膜疼痛触发点

第一节　三角肌肌筋膜疼痛触发点

三角肌分为前、中、后三个部分，在三个部分可以出现很多肌筋膜疼痛触发点（图 4-1-1），它们的牵涉痛属于局部牵涉痛，只在触发点的周围；而且，也常作为其他肌筋膜疼痛触发点的卫星触发点存在，如：三角肌触发点常被斜角肌触发点和冈下肌触发点所激活，也常随这些肌肉的触发点被抑制而消失。三角肌易被激活的触发点也多位于三角肌的中部。

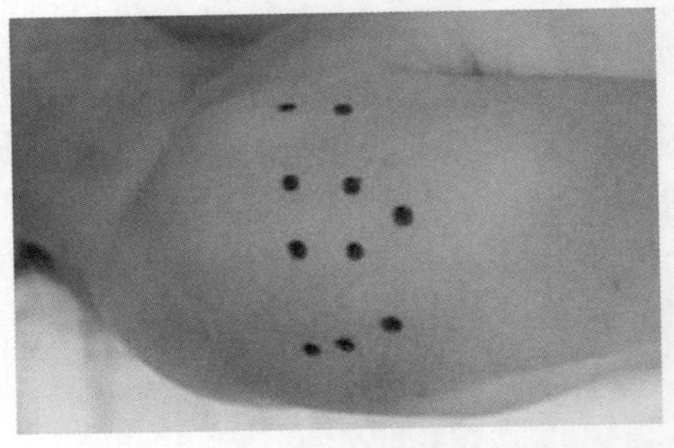

图 4-1-1　三角肌肌筋膜疼痛触发点

大多数病人都有在运动或活动时三角肌部的冲击性损伤史，患者会感到三角肌部位的运动性疼痛，但很少感到休息时的深部肩关节疼痛。三角肌前部的触发点可以造成手臂平举和手摸嘴以及手摸肩关节后的困难。多发性三角肌触发点的发生将造成严重的损伤，以及肩关节不能外展 90° 位。如果患者在向前外侧举臂 150° 取物时感到肩部疼痛，提示有严重的冈上肌肌筋膜疼痛触发点存在的情况，而且伴随着前三角肌的紧张带的存在。这种情况下，如果增加前三角肌的张力可以压迫冈上肌肌腱顶住肩峰，引起或产生肩部的撞击综合征（Impingement syndrom）。前三角肌触发点的灭活可以非常有效地治疗这种综合征。

一旦怀疑三角肌（或者肩部周围肌）有触发点，临床医师需要对病人进行 4 个方面的检查：①肩关节的运动范围，特别针对不同肌肉的特殊运动方向。

对所有部分的三角肌进行检查;②在改变位置之前,压住张力点;③让患者感觉何处有紧张或疼痛;④寻找或触诊限制运动范围的和产生功能失调的紧张带和疼痛触发点。对于三角肌检查:①在水平内收上臂,交于前胸,然后内旋和外旋上臂;②通过运动上臂在水平外展位伸臂到后背。

患者肘关节伸直,将大拇指向上外展时出现疼痛,则前三角肌存在触发点;大拇指向下外展时出现疼痛,即后三角肌存在触发点。前三角肌有触发点,后摸肋试验阳性;后三角肌有触发点,后抱头摸嘴阳性,手可上举,却不能向后。

[**病因病机**]

1. 肩关节是人体最大且最灵活的关节,上肢和躯干之间主要依靠肩关节周围的肌肉、韧带等软组织来连结,上肢频繁、多方向的活动,使肩周软组织容易发生劳损性病变。

2. 肩臂部受风着凉。

[**临床表现**]

1. 肩部酸重不适,病程长者自觉活动上肢有摩擦音和弹响声。

2. 上肢上举外展困难或肩部疼痛加重。

[**诊断要点**]

1. 肩部酸重不适,肩外展时肩部疼痛。

2. 三角肌处有局部压痛。

[**手法治疗**]

1. 体位

治疗者体位:站立,面向患者。

患者体位:侧卧,患肩在上,紧贴胸壁。

2. 手法

(1) 㨰法:从上到下、从前到后地用中等力㨰三角肌(图 4-1-2),时间 3~4 分钟。

(2) 一指禅推法:应用中等力推三角肌的前、中、后疼痛触发点(图 4-1-3),

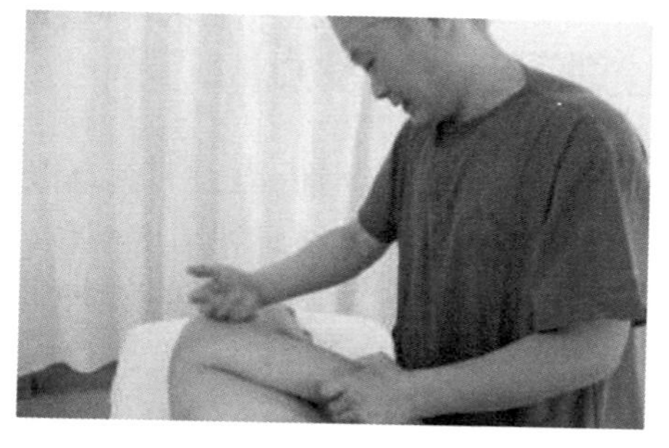

图 4-1-2　㨰法

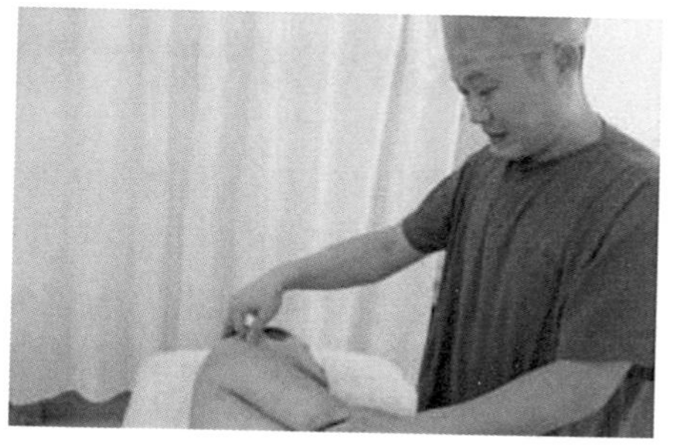

图 4-1-3　一指禅推法

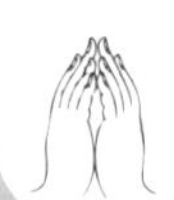

时间 5 分钟。

(3) 弹拨法：应用中等力弹拨三角肌(图 4-1-4)，时间 3 分钟。

(4) 掌根揉法：用掌根按揉三角肌(图 4-1-5)，时间 2 分钟。

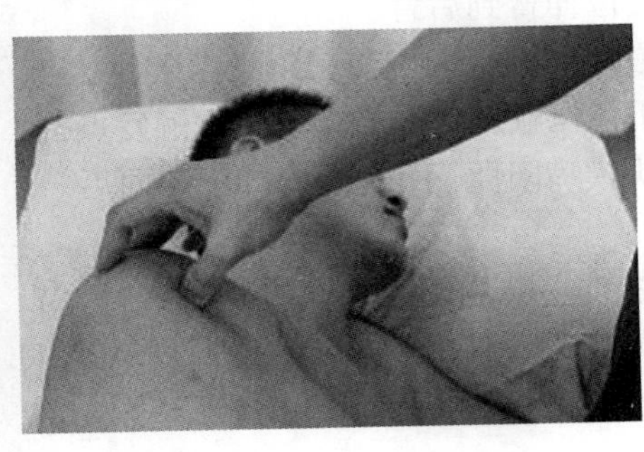

图 4-1-4 弹拨法

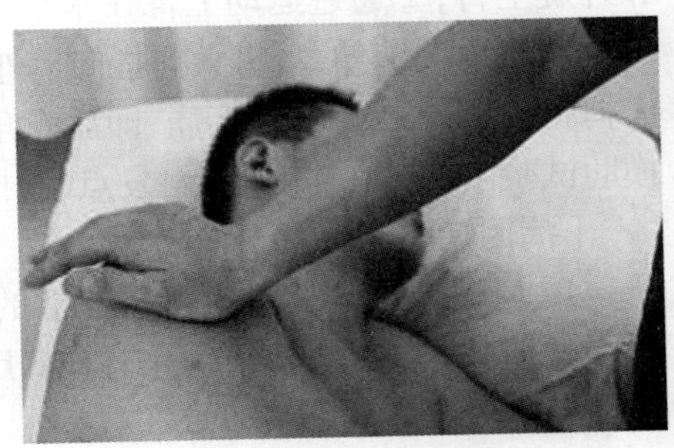

图 4-1-5 掌根揉法

［注意事项］

前三角肌触发点一般会累及协同肌，产生胸小肌锁骨纤维的触发点和肱二头肌触发点，而且累及拮抗肌，产生后三角肌触发点。后三角肌触发点发生，一般会引发肱三头肌长头、背阔肌、大圆肌作为它的关联触发点。卫星触发点也常常被发现在冈上肌、冈下肌、斜角肌上。

［三角肌自我牵张方法］

三角肌的牵张方法要根据它的纤维方向或分部以进行牵张设计。

1. 前三角肌牵张　患者侧坐于桌边，用患侧的手握住桌边，然后，躯干向患侧下倾。

2. 后三角肌牵张　患侧上肢极度屈肘，患侧手掌尺侧靠住患侧面颊部，用健侧手扶住患侧肘部，然后尽力向健侧牵拉；同时，用面颊顶手加力。

3. 中三角肌的牵张　患者坐沙发，身后放一厚枕头，将患侧手后背，手肘压住枕头，健侧手扶患侧头，将上身向健侧倾。

第二节　肱二头肌肌筋膜疼痛触发点

肱二头肌触发点在肌腹的位置，触发点常属于中心型(图 4-2-1)，其牵涉痛在肌肉的两侧，集中于肩部、上臂中部和肘前部，并弥散到肩胛冈上部位。肱二头肌触发点发生后，患者会感到肩前的浅表部疼痛，而不是肩关节深部的疼痛，而且没有三角肌中部的疼痛。当手臂在直臂外展或屈肘抬臂肘过肩时，会有疼痛出现。肱二头肌肌腱的压痛，可以弥散到上臂前部，但是很少出现在肘前部。当将手臂抬举过头时，肩关节出现疼痛；臂外展时，可听到来自

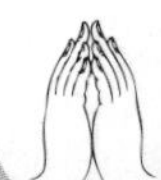

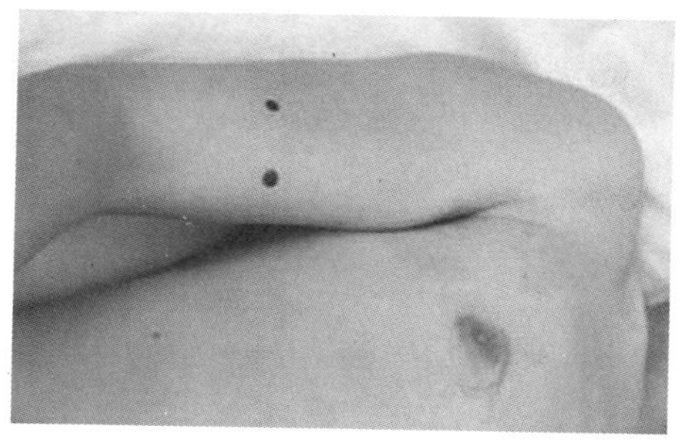

图 4-2-1　肱二头肌肌筋膜疼痛触发点

紧张结节长腱过窄道的弹响声；而且常伴有疼痛和上斜方肌区域的酸痛。如果病人在手臂内旋 15°~20° 的伸直情况拿东西时，常常感到肩关节疼痛，仔细检查可以发现肱二头肌长头腱在肩胛骨关节盂上缘起点处增厚且压痛。病人在抬高手臂时，肱骨头会顶住肩峰，而引起疼痛，称之为肩关节的撞击综合征。一旦这个长头腱的末端病被治愈，这种现象就会消失，全部的肩关节活动会完全恢复。鉴别肱二头肌引起的撞击综合征与冈下肌引起的撞击综合征的方法：前者患者可以侧卧于患侧，患侧手从背后向上摸可以无痛地摸过腰线，而后者则不能。

[病因病机]

1. 常见的是在公交车上因车骤慢、骤停或骤然加速，使牵拉扶手的上肢受到外力的拉伤所致。

2. 急性者常为运动员，如举重、单杠运动损伤所致。

[临床表现]

1. 肩前疼痛，并向三角肌放射。

2. 屈肘提物时感觉力量减弱。

[诊断要点]

1. 肩前酸痛，有时臂外展时可听到肩关节的响声。

2. 肱二头肌长头腱在肩胛骨关节盂上缘起点处末端增厚、压痛。

[手法治疗]

1. 体位

治疗者体位：坐位，面向患者。

患者体位：仰卧，上肢放松。

2. 手法

(1) 滚法：从下到上用中等力㨰肱二头肌，时间 2 分钟，可以边㨰边屈伸活动肘关节（图 4-2-2）。

(2) 一指禅推法：应用中等力推肱二头肌的疼痛触发点（图 4-2-3），时间 2 分钟。

(3) 掌推法：从下到上应用中等力掌根推肱二头肌（图 4-2-4）3~5 次。

(4) 拿法：应用中等力上下拿肱二头肌（图 4-2-5）3~5 次。

[注意事项]

最常见的继发性触发点多见于协同活动的肱肌和旋前肌，和拮抗肌肱三

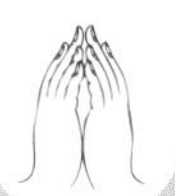

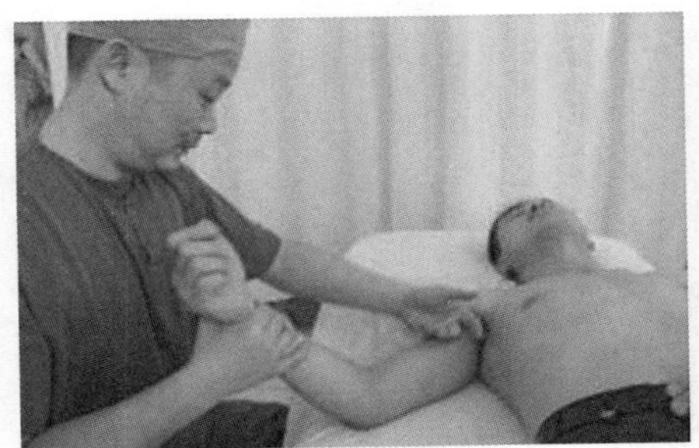

图 4-2-2 㨰法

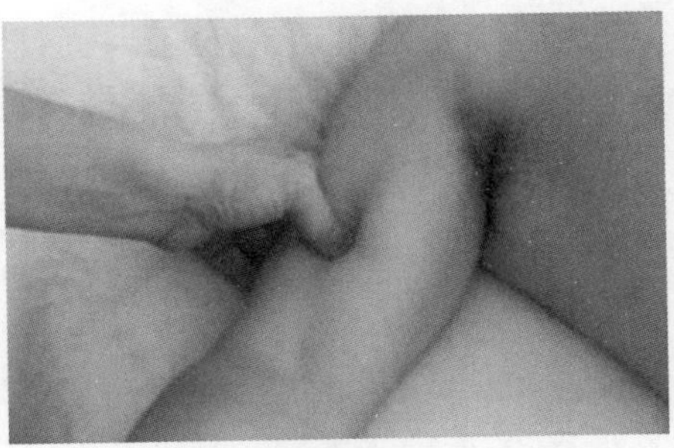

图 4-2-3 一指禅推法

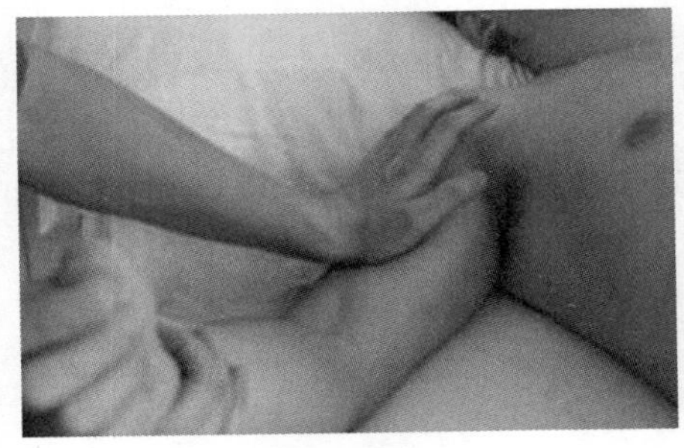

图 4-2-4 掌推法

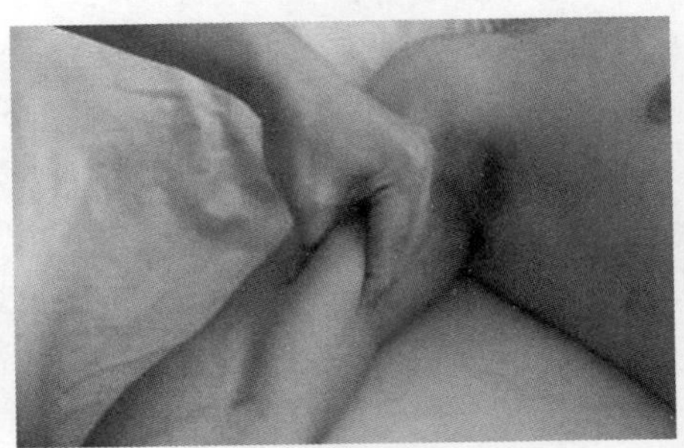

图 4-2-5 拿法

头肌。由于前三角肌、冈上肌、上斜方肌与肱二头肌处于一个功能单位，所以常引发卫星触发点。

[**肱二头肌自我牵张方法**]

站立，用患侧手平展扶门框，躯干向健侧旋。

第三节 喙肱肌肌筋膜疼痛触发点

喙肱肌起于肩胛骨的喙突，紧贴于肱骨偏前内侧面下行，与肱二头肌长头腱伴行，止于肱骨中部的内面。该肌触发点的位置在肌腹偏向喙突(图 4-3-1)，其牵涉痛集中在肩前部、上臂背侧偏桡侧、前臂背侧和手背部。手背试验阳性(手背到躯干后，然后尽量过中线时出现疼痛)，即手不能过背中线。如果只有喙肱肌单独受累，用手摸头顶部不

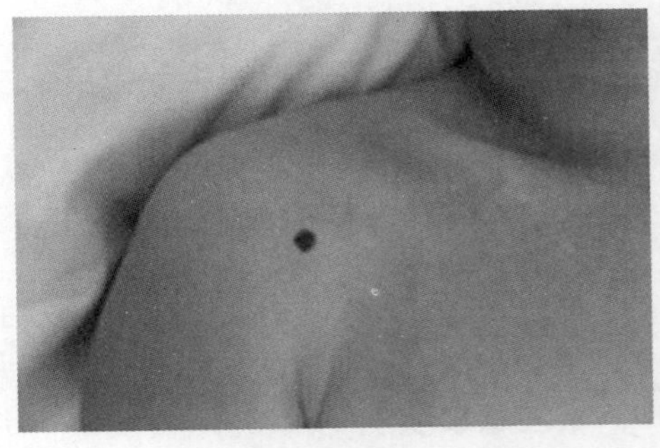

图 4-3-1 喙肱肌肌筋膜疼痛触发点

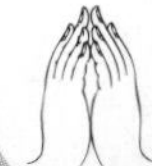

会感到疼痛;但是,再多一点手臂过头顶去摸耳后,就可以引起喙肱肌的收缩性疼痛。患有喙肱肌触发点时,患者肩关节的前屈力量明显减弱,如将双上肢前屈平抬,远端加压,可引起明显疼痛和无力保持抬起状态。这块肌肉的触发点活化常常会压迫肱二头肌和肱肌的支配神经,以致明显的出现该二肌的反射减弱或消失。如果肩周炎首先涉及喙肱肌,那么肱二头肌和肱肌也将受到极大的牵连,肩周炎的症状也会更严重。

［病因病机］

1. 常见的是在公交车上因车骤慢、骤停或骤然加速,使牵拉扶手的上肢受到外力的拉伤所致。

2. 急性者常为运动员,如从事投掷运动损伤所致。

［临床表现］

1. 肩前喙突处疼痛。

2. 肩关节的前屈力量明显减弱。

［诊断要点］

1. 肩前喙突处疼痛。

2. 手背试验阳性。

［手法治疗］

1. 体位

治疗者体位:坐位,面向患者。

患者体位:仰卧,上肢放松。

2. 手法

(1) 一指禅推法:应用中等力推喙肱肌疼痛触发点(图 4-3-2),时间 1 分钟。

(2) 弹拨法:应用中等力弹拨喙肱肌(图 4-3-3),时间 2 分钟。

(3) 掌根揉法:应用掌根按揉喙肱肌(图 4-3-4),时间 1 分钟。

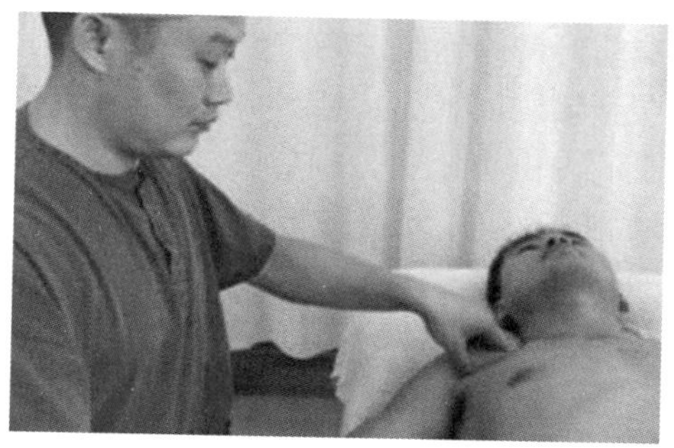

图 4-3-2　一指禅推法

［注意事项］

喙肱肌位置较深,可以通过喙突定点,然后向下找到压痛严重的位置(需要稍重点的手指按压力)。

［喙肱肌自我牵张方法］

1. 与前三角肌的牵张方法相同。

2. 坐沙发,将双上肢平伸极度内旋放于沙发背上,然后尽量让躯干向后靠,上肢尽量往外伸。

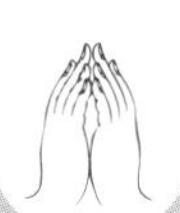

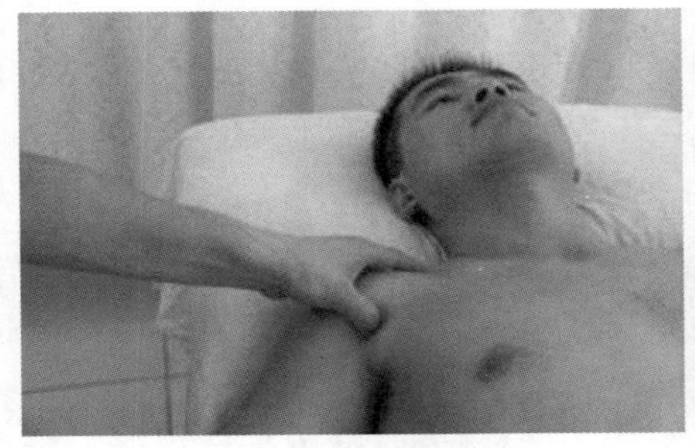

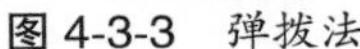

图 4-3-3 弹拨法

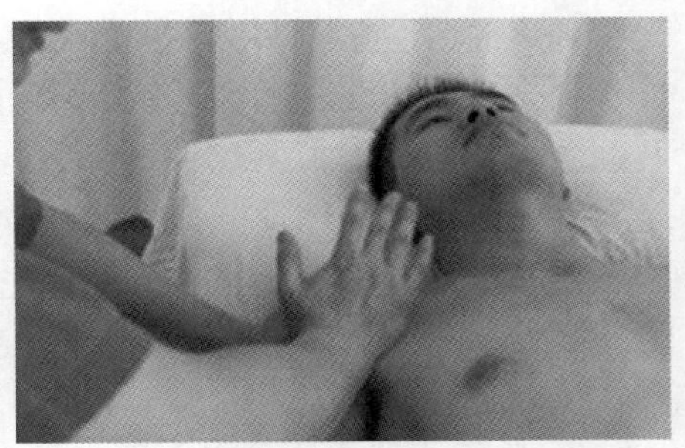

图 4-3-4 掌揉法

第四节 肱三头肌肌筋膜疼痛触发点

肱三头肌覆盖了整个上臂的后部，有三个起点，是横跨两个关节的肌肉。肱三头肌上至少有 5 个位置可发生触发点。第一个好发触发点位于肱三头肌长头的肌腹的多处位置，其牵涉痛集中在肩关节后部后三角肌位置和肱骨外上髁后侧部，并向肩后部、上臂后和前臂背侧面弥散。第二个好发触发点位于肱三头肌内侧头肌腹处，位于肱骨外侧髁上方 2~5cm 的地方，其牵涉痛位置在肱骨外上髁和肘关节外侧，并延伸到前臂桡侧；是引发网球肘的其中一个肌触发点。第三个触发点则位于肱三头肌的外侧头的肌腹，其位置靠近上臂下 1/2 的外侧，该触发点的牵涉痛集中在触发点周围，并向肘关节后外侧和前臂背侧弥散。第四个触发点属于附着处触发点，在肱三头肌的肘后腱膜，在鹰嘴窝的上方，其牵涉痛直接在鹰嘴的位置。第五个触发点也来自肱三头肌的内侧头肌腹，在肘窝的内上方，其牵涉痛在肱骨内上髁，并向前臂背面的尺侧和第四、五指弥散。在鹰嘴外侧和外下有一块肘肌，其触发点在鹰嘴外下方，它的牵涉痛在肱骨外上髁，这个触发点也是引发网球肘疼痛的触发点。(图 4-4-1)

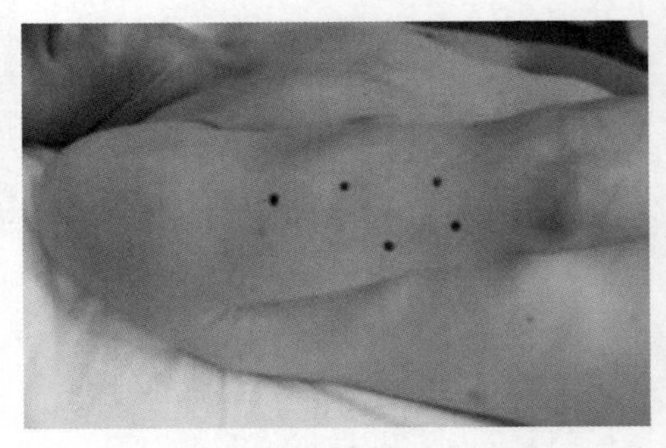

图 4-4-1 肱三头肌肌筋膜疼痛触发点

对于肱三头肌触发点的检查，需要同时检查上臂和前臂的功能。将上肢上举时无法伸直肘关节，因此无法将上臂靠到耳朵——这个试验结果也可能会被后三角肌触发点的肌肉短缩所造成——同时，在这个试验过程中，检查者可以容易地触到这块肌肉的触发点。如果是肱三头肌内、外侧头肌受累，患者无法在肘关节伸

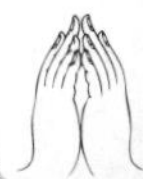

直的时候负重；而且在被动牵张肘关节伸直时会引起前臂疼痛，一样，在肘关节屈曲时主动用力或负重伸直肘关节时也会感到疼痛。敲击肱骨内、外上髁会有疼痛，是因为肱三头肌的牵涉痛所致。如果旋前肌、肱二头肌、肱肌和肱桡肌的触发点被抑制后，还有肱骨外上髁疼痛，即网球肘，一般是由第二个肱三头肌触发点所致。一旦发现有肱三头肌触发点，那么就需要检查肩关节和肘关节是否还有正常活动范围。

［病因病机］

1. 常见的是油漆工人、粉墙工人等需要反复屈肘再伸直劳作所造成的积累性损伤。

2. 急性损伤，常发生于羽毛球、网球运动中的损伤。

［临床表现］

1. 肩关节后部后三角肌位置、肱骨外上髁、尺骨鹰嘴的位置疼痛。

2. 肘关节伸直活动受限。

［诊断要点］

1. 肩关节后部后三角肌位置、肱骨外上髁、尺骨鹰嘴的位置疼痛。

2. 肘关节屈曲时主动用力或手臂负重伸直肘关节时前臂疼痛加重。

［手法治疗］

1. 体位

治疗者体位：坐位，面向患者。

患者体位：俯卧，双上肢放松置于治疗床旁。

2. 手法

(1) 㨰法：从下到上用中等力㨰肱三头肌(图 4-4-2)，时间 2 分钟。

(2) 一指禅推法：应用中等力推喙肱肌疼痛触发点(图 4-4-3)，时间 3 分钟。

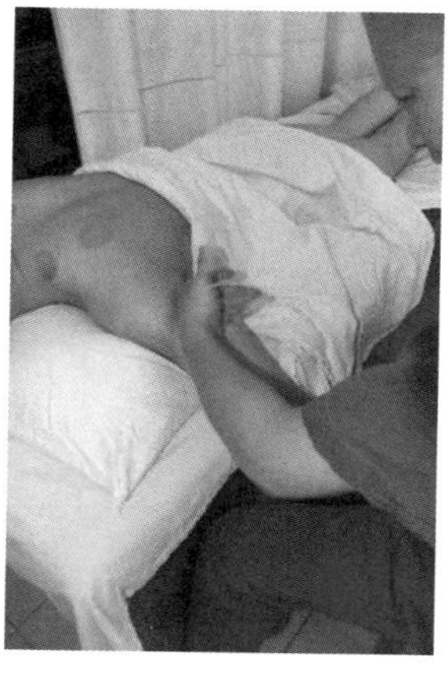

图 4-4-2　㨰法

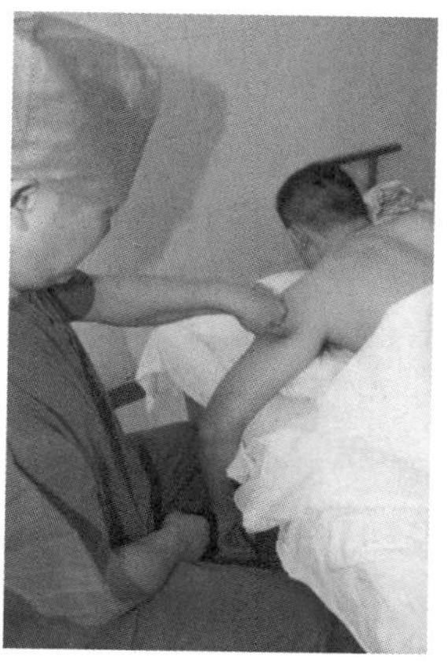

图 4-4-3　一指禅推法

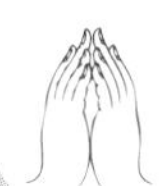

(3) 弹拨法：应用中等力弹拨肱三头肌(图 4-4-4)，时间 2 分钟。

(4) 掌推法：从下到上应用中等力掌根推肱三头肌(图 4-4-5)3~5 次。

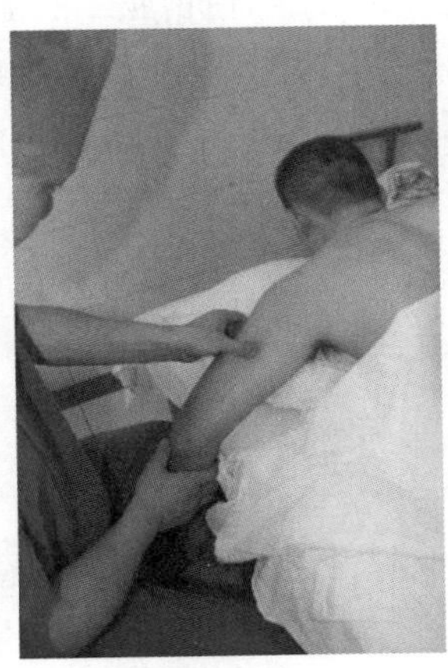

图 4-4-4 弹拨法

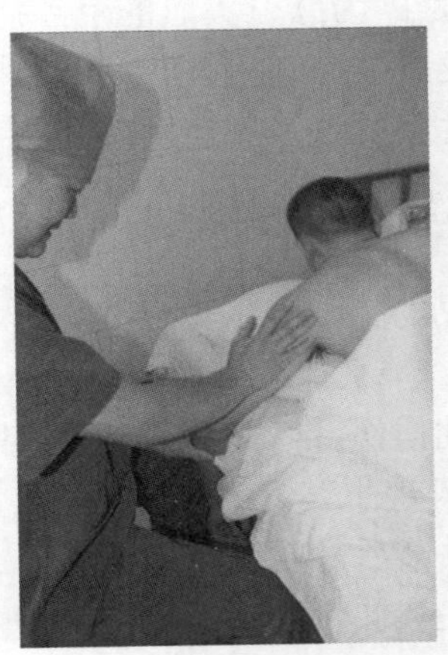

图 4-4-5 掌推法

[注意事项]

在肱三头肌的协同肌中以背阔肌、大圆肌、小圆肌常与该肌共生触发点。一旦发生肱三头肌触发点，其牵涉痛则出现在肱骨外上髁，那么，肘肌、肱桡肌、桡侧伸腕长肌、旋前肌也会产生触发点，它们的牵涉痛也会出现在这个区域。患侧的背阔肌和后上锯肌的关键触发点可以以肱三头肌触发点为卫星触发点，如果想消灭卫星触发点，一定要消灭关键触发点。

[肱三头肌自我牵张方法]

坐或站立，将受累上肢肘关节举过头顶，再极度屈曲，用该手抓住背部上衣或抓一个 2kg 重哑铃，使肱三头肌充分拉伸。

第五节 肱肌肌筋膜疼痛触发点

肱肌位于肱二头肌下半部分的深面，该肌在肌腹上有多个触发点，在上臂下半部分的前外侧可以触到触发点的紧张带(图 4-5-1)。其牵涉痛主要集中在大拇指基底部的第一掌骨区和腕关节的桡侧间隙，并弥散到上臂上 2/3 前面和肘前；如果只有肱肌受累，一般不会影响肩关节活动。该肌发生触发点后常常压迫桡神经，这种压迫主要影响桡神经的感觉支(皮支)，会引起其支配区域大拇指背侧刺痛、麻木和感觉过敏。由于肱肌触发点的牵涉痛和神经压迫症状都涉及大拇指，所以只要将肱肌触发点去活化，上述症状都可以减轻。患有肱肌触发点，伸直肘部时会有明显疼痛，肘关节稍有运动受限，只有

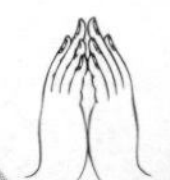

与正常侧对照时才会发现。肘关节的活动不会引起牵涉部位的疼痛，大拇指的活动可以引起该肌牵涉部位的疼痛。

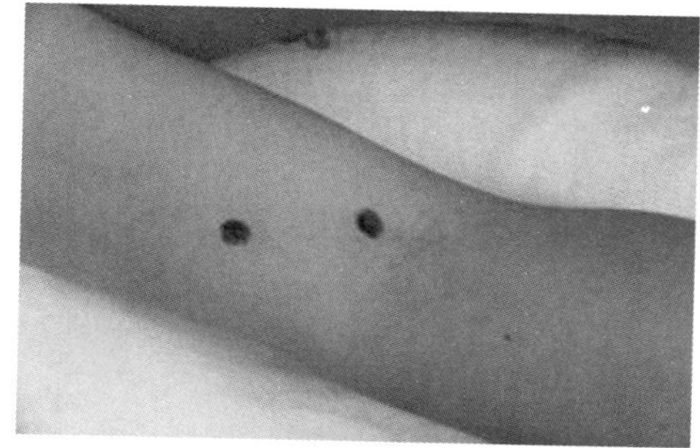

图 4-5-1 肱肌肌筋膜疼痛触发点

［病因病机］

1. 常见的是屈肘提物所造成的积累性损伤。

2. 属急性损伤者常因跌倒伸肘撑地所致。

［临床表现］

1. 大拇指背侧的刺痛、麻木和感觉过敏。

2. 肘部伸直时疼痛。

［诊断要点］

1. 大拇指背侧的刺痛、麻木和感觉过敏。

2. 肘部伸直时活动稍受限。

［手法治疗］

1. 体位

治疗者体位：坐位，面向患者。

患者体位：仰卧，上肢放松。

2. 手法

(1) 㨰法：用中等力㨰肱肌 2 分钟，边㨰边屈伸活动肘关节(图 4-5-2)。

(2) 一指禅推法：用中等力推肱肌疼痛触发点(图 4-5-3)，时间 2 分钟。

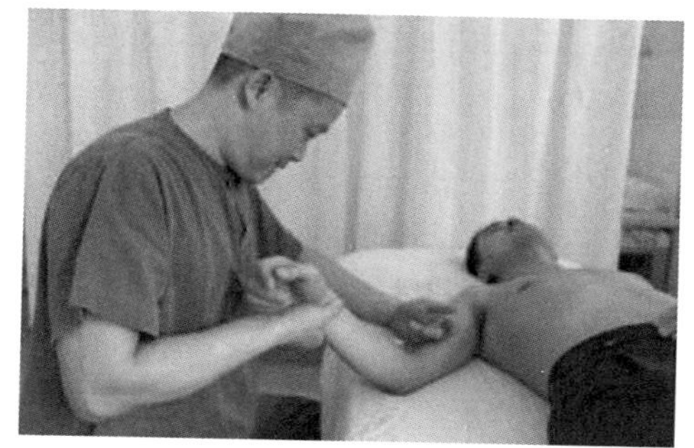

图 4-5-2 㨰法

(3) 弹拨法：用中等力弹拨肱肌(图 4-5-4)，时间 2 分钟。

(4) 点按法：用中等力大拇指点按肱肌疼痛触发点(图 4-5-5)，时间 2 分钟。

(5) 掌根揉法：用掌根揉肱肌(图 4-5-6)，时间 1 分钟。

［注意事项］

肱肌触发点通常与肱二头肌触发点共发。

［肱肌自我牵张方法］

坐在扶手椅上，将肘托于椅子扶手上，尽量伸直肘关节，然后用健侧手去

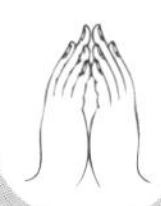

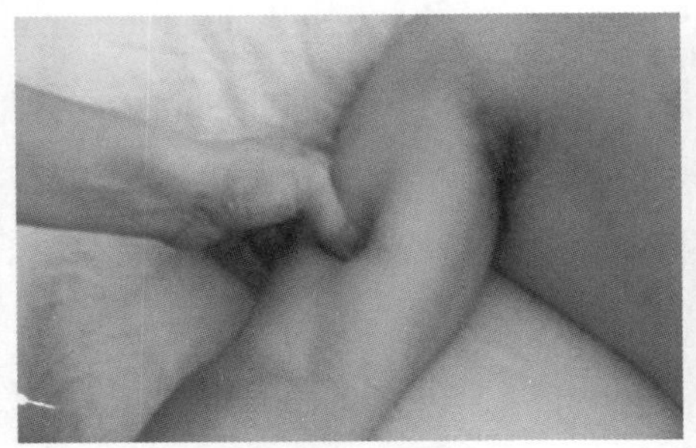

图 4-5-3 一指禅推法

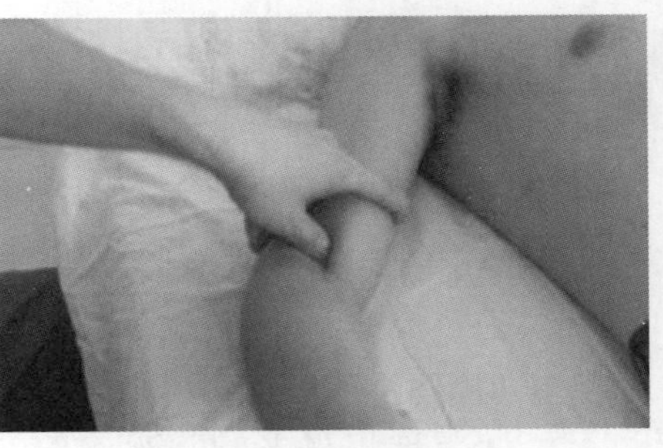

图 4-5-4 弹拨法

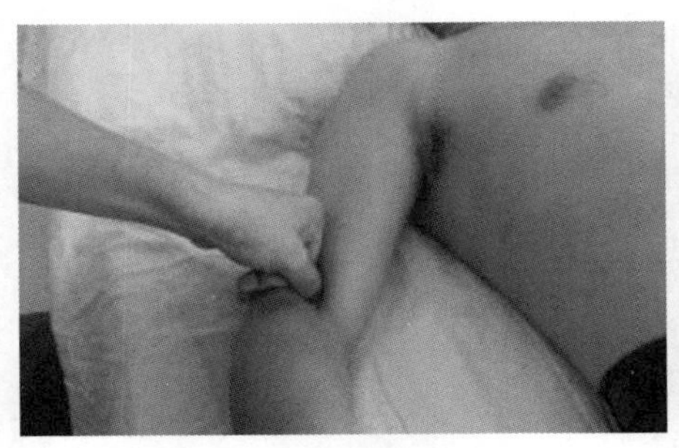

图 4-5-5 点按法

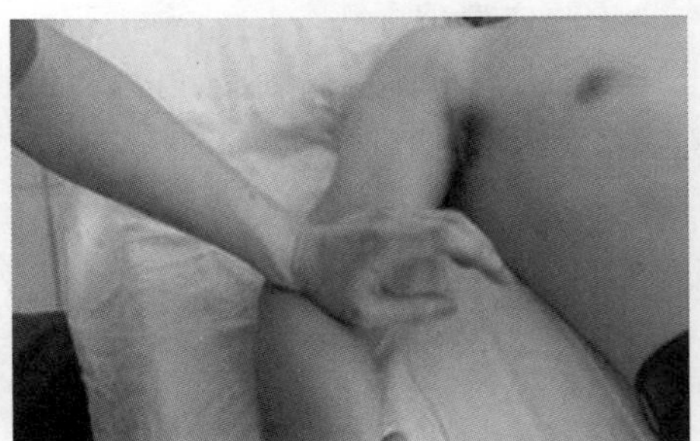

图 4-5-6 掌根揉法

压受累手的远端，使肘更多伸直一些。

第六节 肱桡肌肌筋膜疼痛触发点

肱桡肌触发点位于该肌肌腹，大约在肘下 3cm（图 4-6-1）；其牵涉痛集中于两个部位：虎口区和肱骨外上髁区，并有向前臂桡侧的弥散。

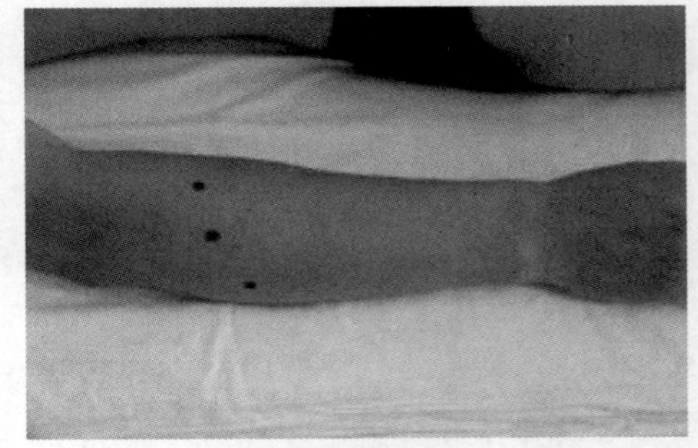

图 4-6-1 肱桡肌肌筋膜疼痛触发点

［病因病机］

1. 常见的是反复用小锤子做敲打动作的工人所出现的积累性损伤。

2. 属急性损伤者常因用手腕做甩鞭性动作而拉伤。

［临床表现］

1. 肘部疼痛。

2. 手臂无力。

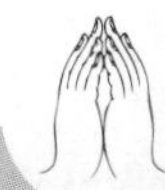

[诊断要点]

1. 肘部疼痛，手臂用力则肘部疼痛加重。

2. 腕伸直时，手臂感到无力。

[手法治疗]

1. 体位

治疗者体位：坐位，面向患者。

患者体位：仰卧，上肢放松。

2. 手法

(1) 㨰法：用轻柔的㨰法从下到上㨰肱桡肌（图 4-6-2），时间 2 分钟，可以边㨰边屈伸活动腕关节。

(2) 一指禅推法：用轻柔的一指禅推肱桡肌疼痛触发点（图 4-6-3），时间 3 分钟。

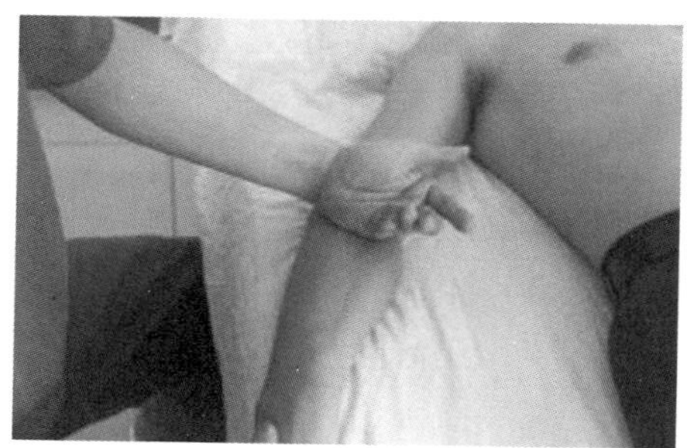

图 4-6-2　㨰法

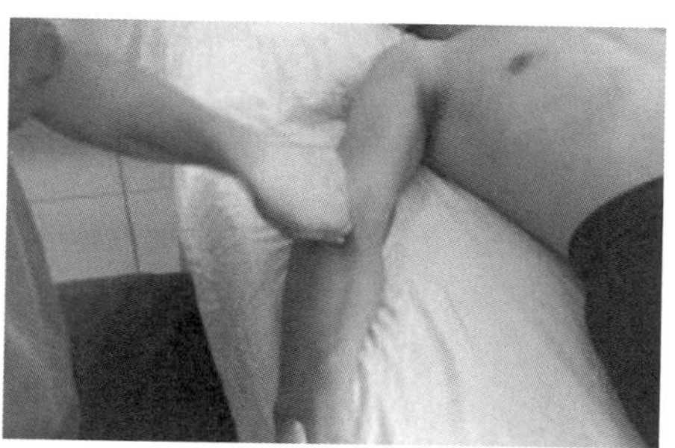

图 4-6-3　一指禅推法

(3) 弹拨法：应用轻力量弹拨肱桡肌 2 分钟（图 4-6-4）。

(4) 掌根揉法：掌根轻揉肱桡肌（图 4-6-5），时间 2 分钟。

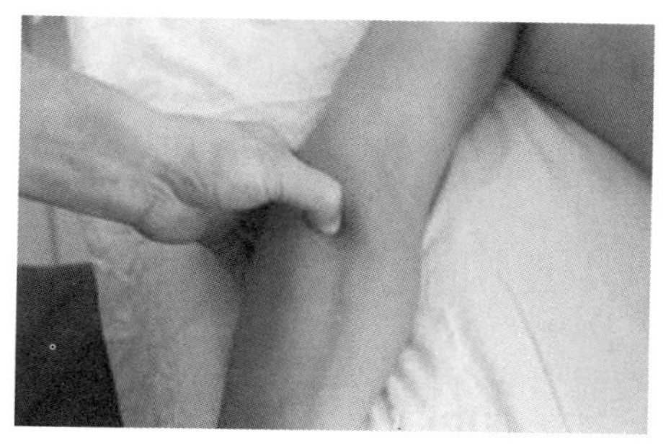

图 4-6-4　弹拨法

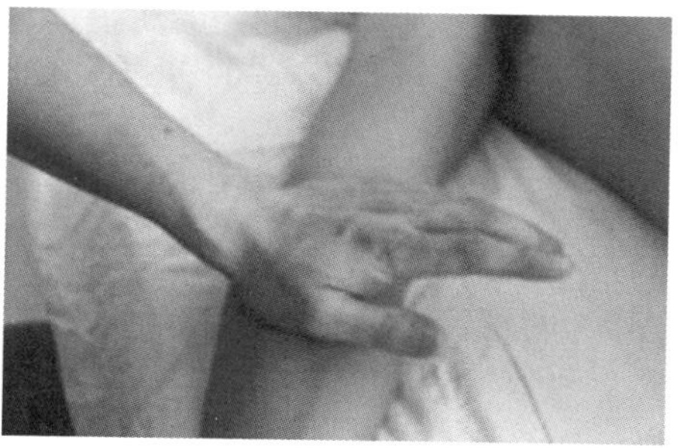

图 4-6-5　掌根揉法

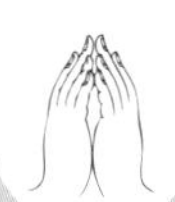

［注意事项］

桡侧腕伸肌和肱桡肌常常同时发生触发点，其次是旋前肌和指伸肌，很少见尺侧腕伸肌。

［肱桡肌自我牵张方法］

1. 利用沙发背牵张肱桡肌：坐长沙发上，将双上肢伸直极度旋前抬高向后放于沙发背顶部，然后，躯干尽量向后靠使上肢伸平于躯干两侧。

2. 尺侧、桡侧腕伸肌和肱桡肌自我牵张法：坐或站立，受累肢伸直，前臂旋后，用健侧手抓住受累手背，将腕部被动极度屈曲。

第七节　旋后肌和旋前圆肌肌筋膜疼痛触发点

旋后肌和旋前圆肌是一对拮抗肌。旋后肌位置较深，在肱桡肌的深面，紧贴于桡骨近侧端，作用是使前臂旋后。旋后肌触发点在肘下近桡侧 2~4cm 的位置(图 4-7-1)，其牵涉痛近似肱桡肌触发点的牵涉痛位置，也是集中在肱骨外上髁和虎口的位置，与肱桡肌牵涉痛不同的是，还有一处位于肘前桡侧边，但很少有前臂的弥散性牵涉痛，是网球肘疼痛的原因之一。旋前圆肌的位置较浅，从肱骨内上髁斜向下到肱桡肌的深面，在皮下可触及该肌肉，作用是使前臂旋前。旋前圆肌触发点在肘窝下尺侧，其牵涉痛在前臂前面，从尺侧上端弥散到远端桡侧，并在桡骨茎突和桡侧腕部集中，常常是桡骨茎突炎的元凶。旋前圆肌触发点还可引起正中神经的压迫症状。

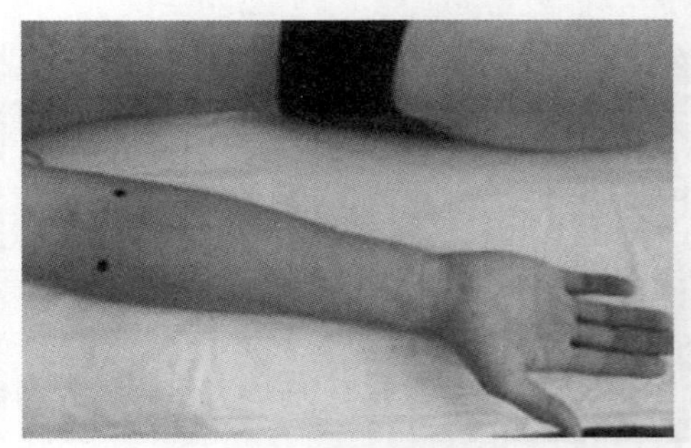

图 4-7-1　旋后肌和旋前圆肌肌筋膜疼痛触发点

患有旋后肌触发点的患者主诉肱骨外上髁和虎口的疼痛，并且在肘部完全伸直时不能提起重的手提箱，不能玩网球和羽毛球；而且在这些活动后于休息时出现疼痛。尽管许多肌肉都与网球肘有关，但是最多涉及网球肘疼痛的还是旋后肌的触发点。旋后肌触发点造成的肌肉高张力会压迫桡神经的深支，而且造成该神经支配的远侧肌肉无力；触发点治疗后，这个压迫可以解除。患有旋前圆肌触发点的患者会感到桡骨茎突部位的疼痛，手半握拳抓杯状时无法旋后，而且桡骨茎突部位疼痛。

通过牵涉痛和触诊，怀疑旋后肌有触发点时，应该检查前臂抗阻力旋后试验，出现肱骨外上髁处疼痛和无力是阳性。

［病因病机］

1. 肘部的慢性劳损　前臂反复的旋前运动和手指反复的屈曲活动造成的慢性劳损,可导致旋前圆肌肥大和指浅屈肌紧张。

2. 创伤　肘关节脱位、前臂和(或)肱骨下段骨折,痉挛性脑瘫长期旋后位固定等。

［临床表现］

1. 旋前圆肌综合征起病一般较缓慢,也可在肌肉扭伤后突发。急性发作常因反复用手做抓握或(和)旋前动作。

2. 患者感肘部疼痛不适,有时向桡侧 3 个手指放射。有时先感到屈指无力,然后才感到前臂和手指疼痛,工作时加重,无夜间麻酸史。

3. 严重时正中神经支配区感觉障碍,如桡侧 3 个半手指麻木。

［诊断要点］

1. 缓慢起病,症状常在反复用手抓握或旋前活动后发作。

2. 肘部疼痛不适,并感拇指、食指麻木。

3. 手屈肌力量减弱,主要是屈指及对掌无力。

4. 旋前圆肌起点近端可扪及痛性结节。

［手法治疗］

1. 体位

治疗者体位:坐位,面向患者。

患者体位:仰卧,上肢放松。

2. 手法

(1) 㨰法:用轻柔的㨰法从下到上㨰前臂内侧(图 4-7-2),时间 2 分钟,可以边㨰边屈伸活动腕关节。

(2) 一指禅推法:用轻柔的一指禅推旋后肌和旋前圆肌疼痛触发点(图 4-7-3),时间 2~3 分钟。

(3) 弹拨法:用较轻的力量弹拨旋后肌和旋前圆肌(图 4-7-4),时间 2~3

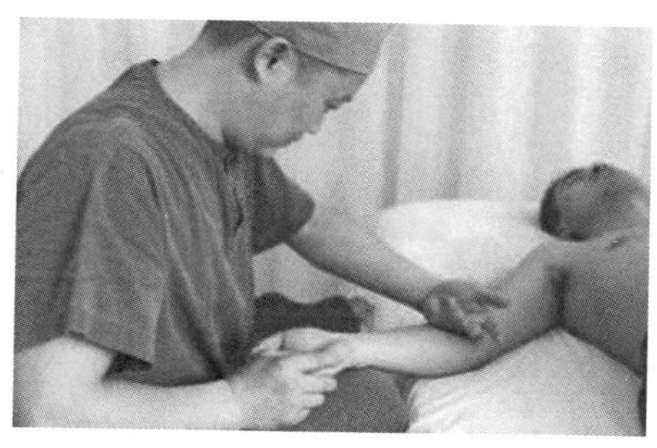

图 4-7-2　㨰法

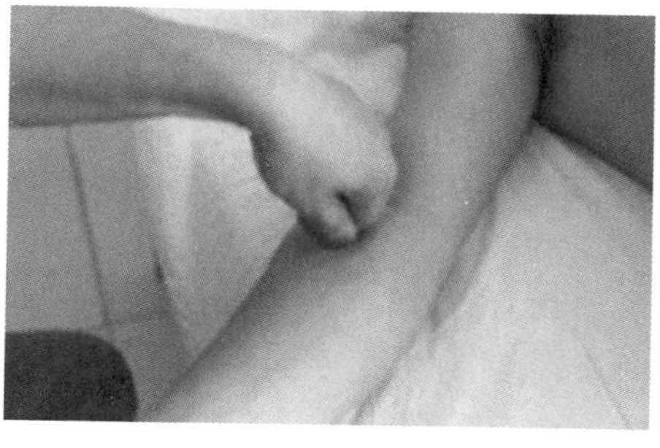

图 4-7-3　一指禅推法

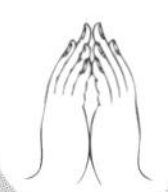

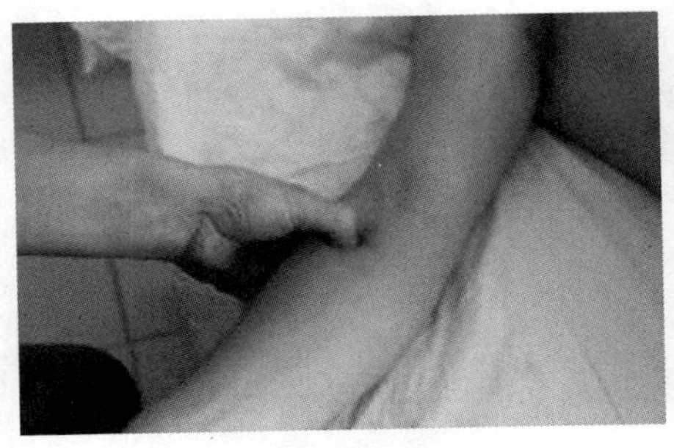
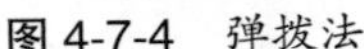

图 4-7-4　弹拨法

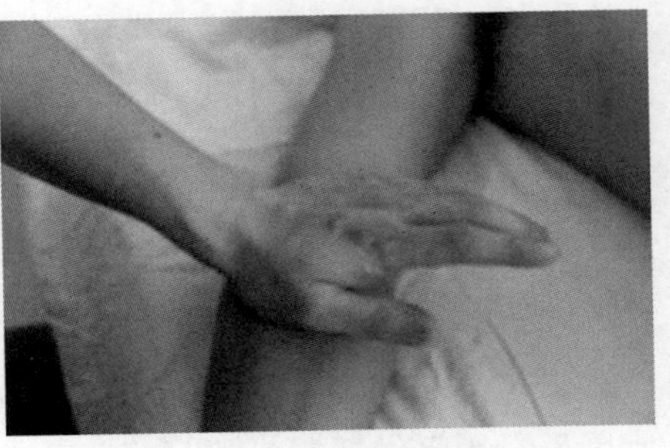

图 4-7-5　掌根揉法

分钟。

(4)掌根揉法:用掌根轻揉旋后肌和旋前圆肌(图 4-7-5),时间 2 分钟。

[注意事项]

一旦怀疑是网球肘,不但应该检查旋后肌,还要检查肱三头肌、肘肌、肱桡肌、腕伸肌、指伸肌,如果发现触发点,需要一同治疗。同样,如果有桡骨茎突处的疼痛,除了旋前圆肌外,还要考虑肱肌、桡侧伸腕长肌。

[旋后肌自我牵张方法]

坐和站立都行,用健侧手抓住患侧手背,使患侧肘尽量伸直,并使患侧前臂反张极度旋前。

[旋前圆肌自我牵张方法]

坐沙发,肘伸直,躯干与上肢在肩下成角 10°~15°,将前臂极度旋后,使指尖指向后,手掌撑住沙发坐面。

第八节　掌长肌肌筋膜疼痛触发点

掌长肌主要的功能是绷紧掌腱膜,使掌部紧张。掌长肌的触发点一般位于肌腹部位,在前臂内侧面的尺侧中上 1/3 的位置(图 4-8-1);其牵涉痛从触发点位置起一直弥散到掌心处集中。患有掌长肌触发点的患者常主诉由于掌部酸和痛因此抓不紧工具,还常常注意到有掌部的筋膜疼痛结节。工人手部用螺丝刀、铁锹等工具,运动员抓球拍和球棍,用力时会感到无法忍受的疼痛;严重的病人还有掌部的痉挛。如果让病人做抓杯动作可使掌长肌肌腱在腕横

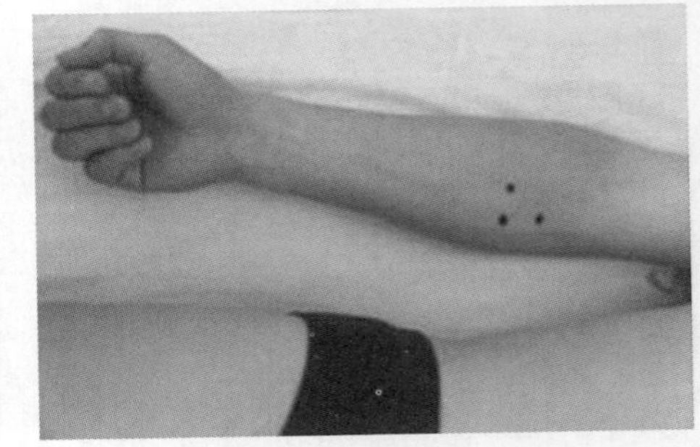

图 4-8-1　掌长肌肌筋膜疼痛触发点

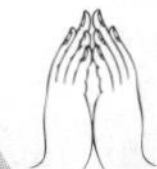

韧带的前面突出来，特别是当用力做抓杯动作的同时，慢慢地从伸到屈，可以使该肌腱明显的暴露。需要病人做这个动作时，让患者能够知道掌部腱膜和掌长肌的关系；同时，在这个动作的时候可以在前臂近侧 1/2 处检查到肌腹触发点。

［病因病机］

外伤或长期用手做拧螺丝动作、抓握工具劳作致积累性损伤。

［临床表现］

1. 有外伤史或感受风寒湿邪史，好发于中年体力劳动者。
2. 受凉或劳累后疼痛加重。

［诊断要点］

1. 掌部酸和痛。
2. 前臂内侧摸到筋膜疼痛结节。

［手法治疗］

1. 体位

治疗者体位：坐位，面向患者。

患者体位：仰卧，上肢放松。

2. 手法

（1）㨰法：用轻柔的㨰法从下到上㨰前臂内尺侧（图 4-8-2），时间 2 分钟。

（2）一指禅推法：用轻柔的一指禅推掌长肌疼痛触发点（图 4-8-3），时间 3 分钟。

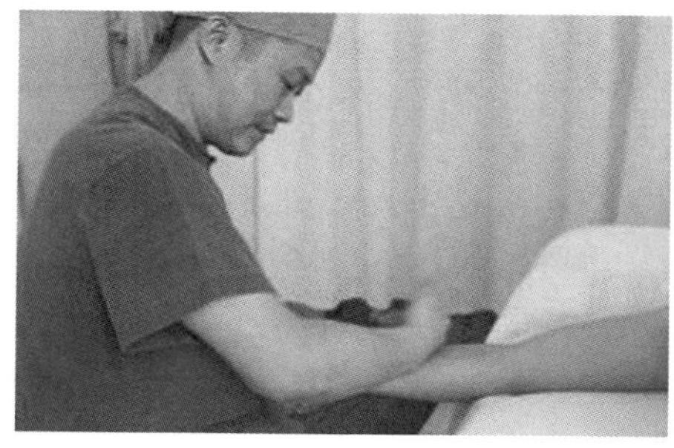

图 4-8-2　㨰法

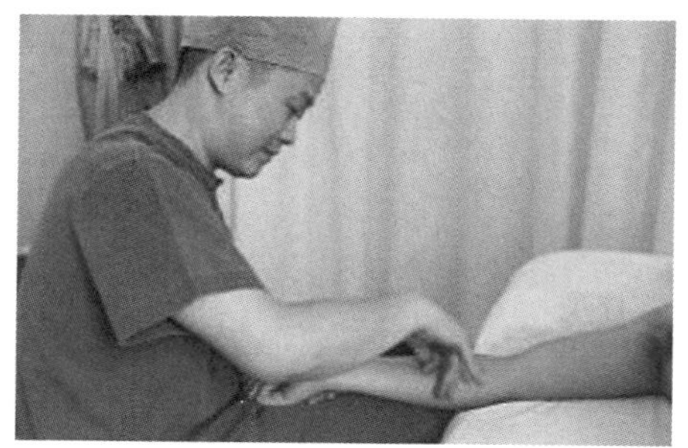

图 4-8-3　一指禅推法

（3）弹拨法：轻柔地弹拨掌长肌（图 4-8-4），时间 2 分钟。

（4）指推法：大拇指从下往上推掌长肌（图 4-8-5）3~5 次。

［注意事项］

腕屈肌触发点常与掌长肌触发点共发。

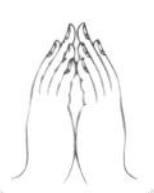

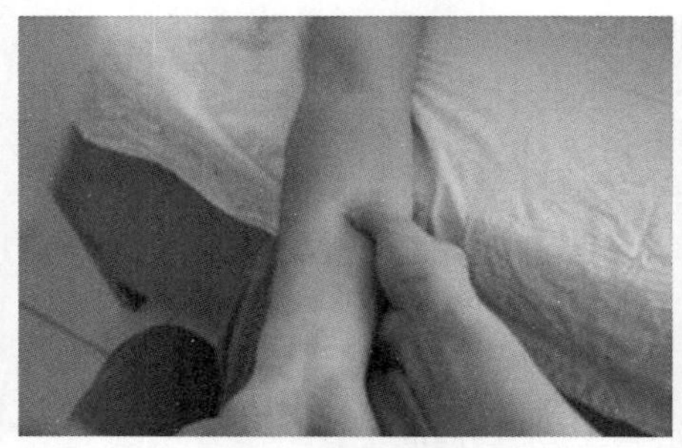

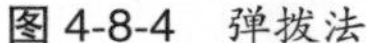

图 4-8-4　弹拨法

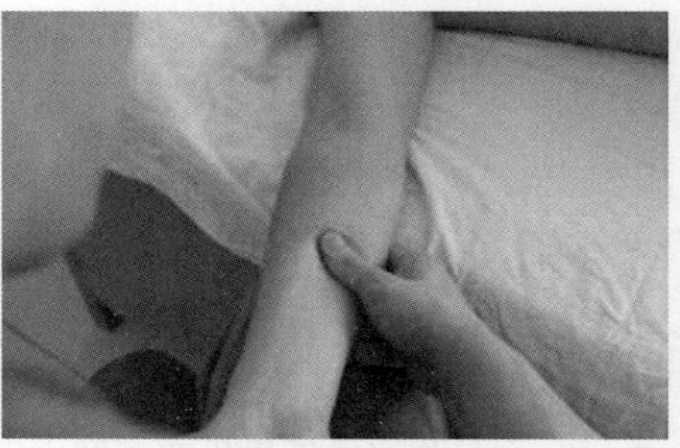

图 4-8-5　指推法

［掌长肌自我牵张法］

受累上肢向前伸直或屈曲到侧边，用健侧手抓住患侧手指，使患侧手腕背伸 90° 反张，掌心朝前。

第五章

胸背部肌筋膜疼痛触发点

第一节　冈上肌肌筋膜疼痛触发点

冈上肌位于肩胛冈的上方，从肌腹到肌腱有三个地方会发生触发点；两个在肌腹的位置，即中央触发点，一个是附着处触发点，在肌腱的位置（图 5-1-1）。肌腹触发点的牵涉痛属于周围牵涉痛情况，牵涉痛集中于中三角肌和肱骨外上髁的位置，并向上臂和前臂桡侧弥散。肌腱触发点的牵涉痛属于局部牵涉痛的情况，牵涉痛集中于触发点周围和三角肌中部，但无弥散。冈上肌和冈下肌可以同时共发触发点，形成关联触发点。由于三角肌是主要的牵涉痛受累部位，所以常发生卫星触发点。背阔肌常是冈上肌的拮抗肌，如果冈上肌触发点被解除，常会出现上臂内收现象。有时，冈上肌的触发点可以产生肩关节深部的疼痛，以致被误认为肩袖的损伤或肩关节的关节内损伤，然后被错误地行手术，因此在诊断上要特别小心，必要时可以尝试做触发点治疗以观察疼痛变化的效果，即诊断性治疗，以鉴别是否有关节内的损伤和肩袖损伤的情况，如果后二者存在，那么治疗后深部疼痛不会消失或很快复发。

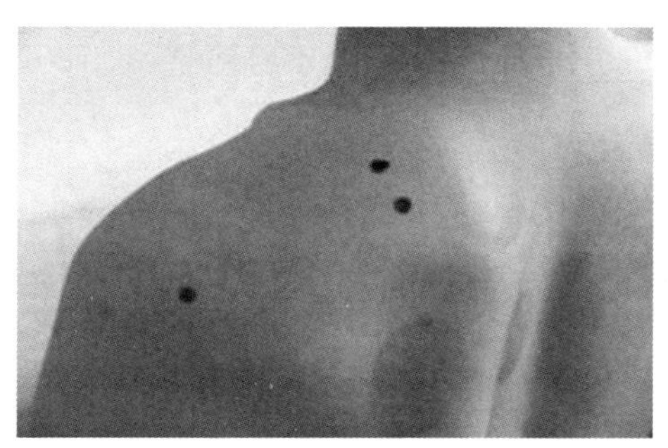

图 5-1-1　冈上肌肌筋膜疼痛触发点

患有冈上肌触发点，患者主诉外展手臂时有肩关节牵涉部位的疼痛，而休息时也有这些部位的钝痛。如果仅有单发冈上肌触发点不会引起疼痛和肩关节僵直，除非活化的触发点太严重，但是可存在可忍受的运动性疼痛和休息时疼痛。有的患者有肩关节的响声，触发点消除后则响声消失。这种响声被认为是紧张带干扰肱骨头活动时产生的。当冈上肌触发点在优势手时，患者在梳头、刷牙、刮胡子等运动时都有困难，运动员无法很好地完成他的运动项目，无法抬手接球和扣球。在非优势手时，患者常常不在乎这些疼痛。

［病因病机］

1. 因解剖关系肩峰与冈上肌之间有肩峰下滑囊相隔，当肩关节外展 90° 时，肩峰下滑囊完全缩进肩峰下面，冈上肌与肩峰发生摩擦，久之则损伤。

2. 因其受 C_5、C_6 脊神经支配，颈椎的病变导致 C_5、C_6 脊神经受压时，可累及冈上肌。

3. 上肢猛力外展时易损伤冈上肌，严重时造成冈上肌断裂，损伤日久形成粘连，当上肢外展时损伤处产生牵拉或因受凉而引起急性发作。

［临床表现］

1. 有外伤史或感受风寒湿邪史，好发于中年体力劳动者。

2. 冈上肌起止点或肌腹面酸痛，主动外展肩关节时，疼痛加重，严重时外展高举受限，以外展高举 60°~120° 时疼痛最为明显，超此范围疼痛减轻或消失，外展时疼痛局限于肩外侧。

3. 受凉或外伤后疼痛加重，甚至放射到颈项及肩部，热敷后缓解。

4. 肩部可出现废用性肌萎缩。

［诊断要点］

1. 冈上肌起点、冈上窝内侧骨面 2/3 处及止点肱骨大结节处可触及痛性结节。

2. 肩关节外展抗阻力试验阳性。

3. 肩外展高举 60°~120° 时疼痛，以肩外侧肱骨大结节处疼痛为甚。

4. X 线检查可见部分患者肱骨大结节处钙化影。

［手法治疗］

1. 体位

治疗者体位：站立，面向患者。

患者体位：俯卧，双上肢置于治疗床两侧。

2. 手法

(1) 一指禅推法：用中等力一指禅推冈上肌疼痛触发点（图 5-1-2），时间 3 分钟。

(2) 弹拨法：用中等力弹拨冈上肌（图 5-1-3），时间 3 分钟。

(3) 拿法：用中等力拿冈上肌（图 5-1-4）3~5 次。

(4) 指推法：应用中等力用拇指从外往内推冈上肌（图 5-1-5）3~5 次。

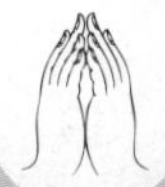

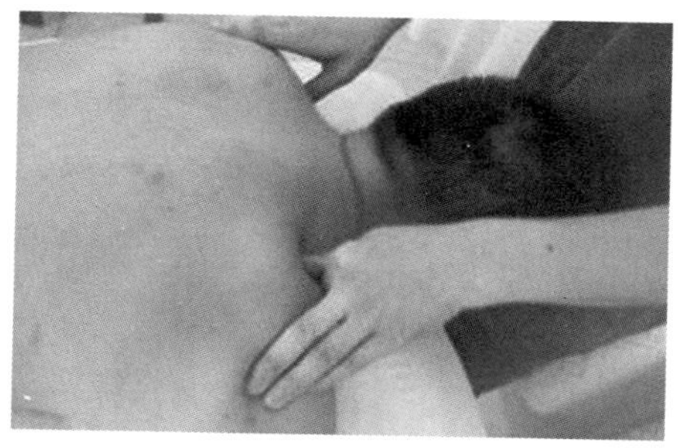

图 5-1-2 一指禅推法

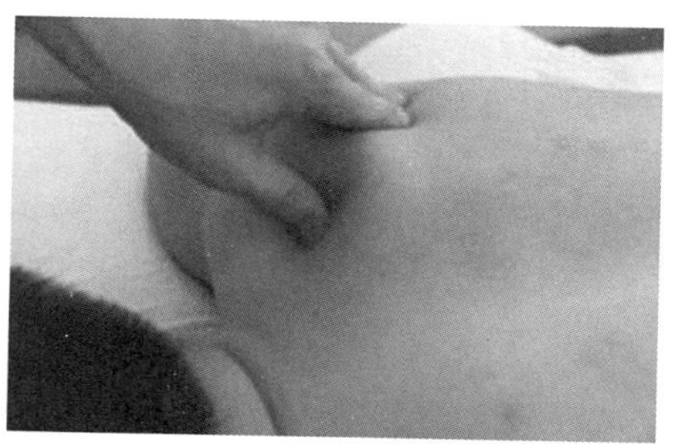

图 5-1-3 弹拨法

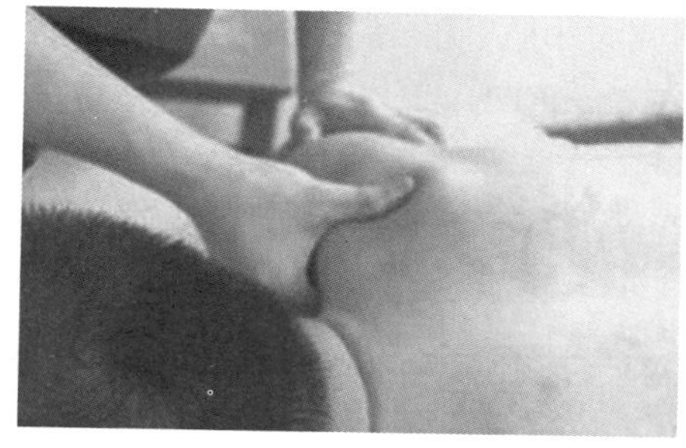

图 5-1-4 拿法

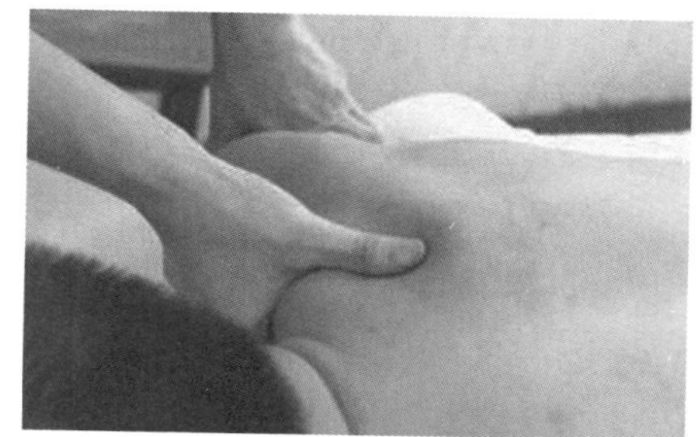

图 5-1-5 指推法

［注意事项］

冈上肌触发点很少单发，常常与上斜方肌触发点共发。

［冈上肌自我牵张法］

1. 患者坐在靠背座椅上，将患侧手后背，尽量高地抓住健侧椅背，上身尽量向患侧靠。

2. 患者坐沙发，身后放一厚枕头，将受累手后背，手肘压住枕头，健侧手扶患侧头，将上身向健侧倾，并颈部向健侧牵拉。

第二节 冈下肌肌筋膜疼痛触发点

冈下肌在肩胛冈下，除了肩胛下角和部分外缘外，几乎覆盖了整个冈下的肩胛骨的背面区域。在此区域内，会发生多个冈下肌的疼痛触发点(图5-2-1)；一些在肩胛内侧缘附着处触发点，大部分在肌肉肌腹处。肌腹触发点可以产生远处牵涉痛，这个牵涉痛集中在三角肌的区域和上臂肱二头肌区域，并向下从上臂桡侧和前臂桡侧弥散到桡侧手部；有时还有向枕角的弥散牵涉痛。肩胛内侧缘冈上肌触发点的牵涉痛仅在肩胛骨内侧缘集中。患有冈下肌触发点疼痛的患者无法梳头，无法去掏后臀部口袋，无法用手去拉颈部

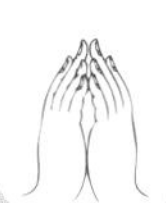

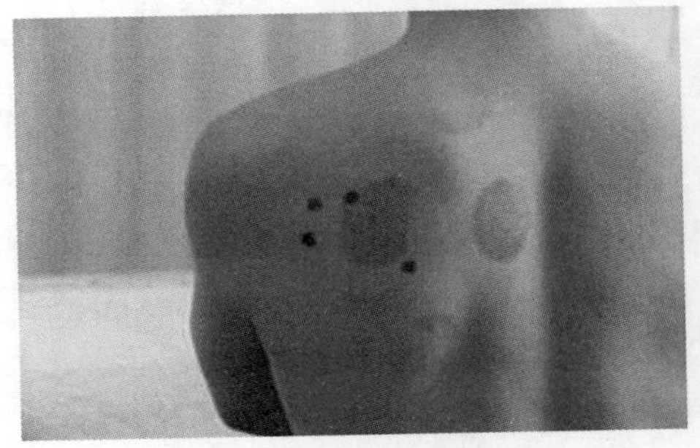

图 5-2-1　冈下肌肌筋膜疼痛触发点

的衣服拉链，甚至无法后伸手臂去关灯，只能转身关灯。肩胛骨试验发现患者可以手后背，但无法手后背向上到健侧肩胛骨位置。网球和羽毛球运动员发生该肌触发点，无法用力击球；而且明显的肩带无力，甚至手的抓力也减弱。晚间，患者无法以患侧躺在床上。如果没有得到很好的治疗，还会发展出斜方肌、冈上肌、三角肌、菱形肌、锁骨肌、喙肱肌、胸大小肌、肱二头肌、肱三头肌等肩周围肌触发点，形成难治性肩周炎。由于生活和工作的压力过重以及感冒常常可以引发冈下肌的触发点，所以冈下肌触发点非常常见。

上肢后抱头摸嘴试验可以检查触发点对肩关节区骨骼肌的限制，因为该检查可以使肩关节充分外展外旋。另一个试验称为手后摸肩胛骨试验，可以检查在肱盂关节的充分内收和内旋；正常情况下，手指可以摸到肩胛冈。这个试验还可以牵张肩外展肌和外旋肌。冈下肌存在触发点时，这个试验下肱盂关节的充分内收和内旋受限。触摸肌肉的触发点，可以将其一个一个地找出来。

［病因病机］

冈下肌大多是由于某种原因上肢突然过度外展、内旋而损伤；肌纤维的收缩与隆凸骨面产生较大摩擦，也容易发生急、慢性劳损。

［临床表现］

1. 初期在冈下窝及肱骨大结节处疼痛，不能自主活动上肢，损伤日久肩臂疼可放射到头顶，肩部活动受限，以后伸、上举受限严重。

2. 冈下肌功能性抗阻疼痛，即上肢内收位抗阻、外旋时疼痛，以及冈下肌牵伸时（即肩关节外展、内旋）疼痛剧烈。

3. 冈下肌起点冈下窝脊柱侧可触及多个痛性结节或条索，止点肱骨大结节处也可触及痛性结节。

［诊断要点］

1. 肩部疼痛、肩胛骨下窝疼痛，活动障碍以肩后伸、上举受限严重。

2. 冈下窝及肱骨大结节处疼痛，可向头顶放射。

3. 冈下肌起点冈下窝脊柱侧可触及多条病性条索结节，肱骨大结节下方可扪及痛性结节。

［手法治疗］

1. 体位

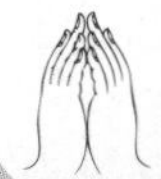

治疗者体位:站立,面向患者。

患者体位:俯卧,双上肢置于治疗床两侧。

2. 手法

(1) 𢶍法:用轻柔的𢶍法从外向内𢶍冈下肌(图 5-2-2),时间 2 分钟。

(2) 一指禅推法:用轻柔的一指禅推冈下肌疼痛触发点(图 5-2-3),时间 4 分钟。

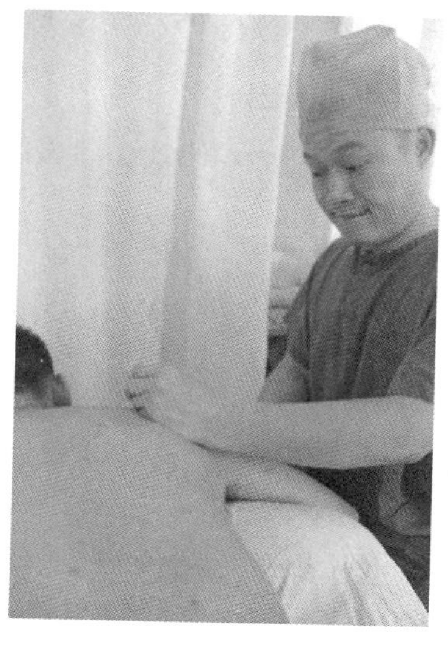

图 5-2-2 𢶍法

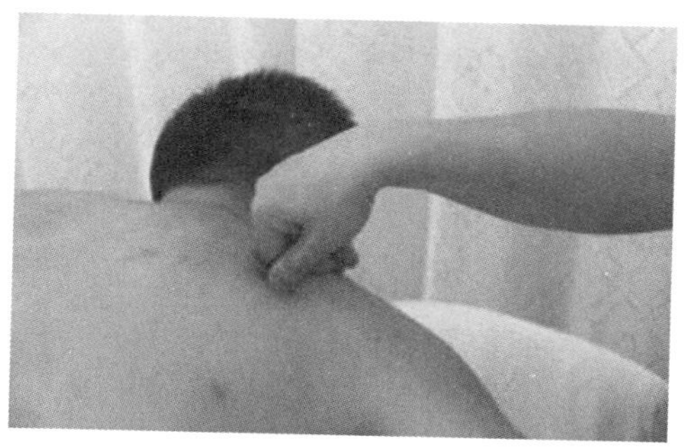

图 5-2-3 一指禅推法

(3) 掌根推法:用掌根从外向内推冈下肌(图 5-2-4)3~5 次。

(4) 掌根揉法:用掌根按揉冈下肌(图 5-2-5),时间 3 分钟。

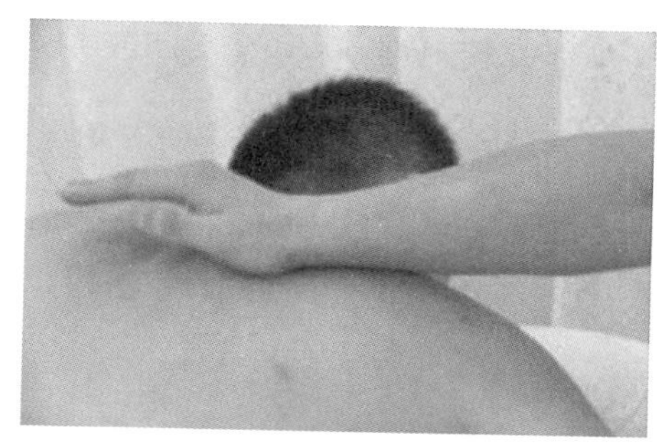

图 5-2-4 掌根推法

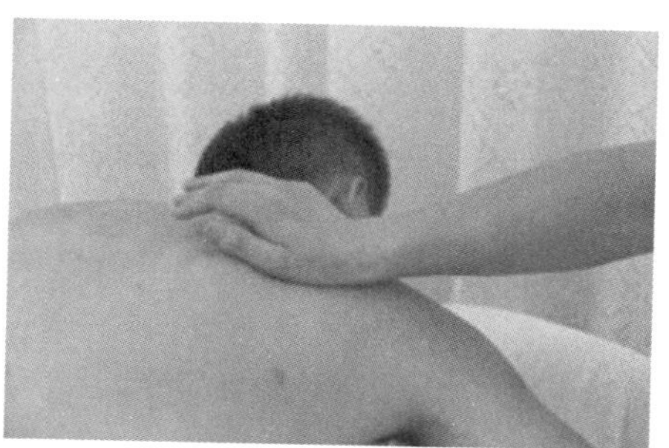

图 5-2-5 掌根揉法

[注意事项]

冈下肌常常与大、小圆肌触发点共发。

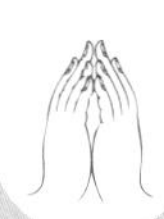

［冈下肌的自我牵张法］

1. 用健侧手抓住患侧手腕，用力平行向健侧牵拉；然后举过头上向健侧牵拉。

2. 用健侧手从手臂后侧抓住患侧肘上，外旋上臂的同时，将上臂向健侧牵拉，如果旋转力不够，可以屈肘，用头将患侧手向患侧顶。

第三节　大、小圆肌肌筋膜疼痛触发点

大圆肌和小圆肌与冈上肌、冈下肌和肩胛下肌一起构成了肩袖。大、小圆肌的触发点可以引起肩关节的疼痛，而且会加重上部斜方肌、冈上肌的负荷，从而造成这些肌的继发性触发点的产生。大、小圆肌疼痛触发点可以通过在腋窝下用手抓住肌肉来检查触发点的位置，大圆肌触发点在最外侧，小圆肌触发点接近腋窝(图 5-3-1)。

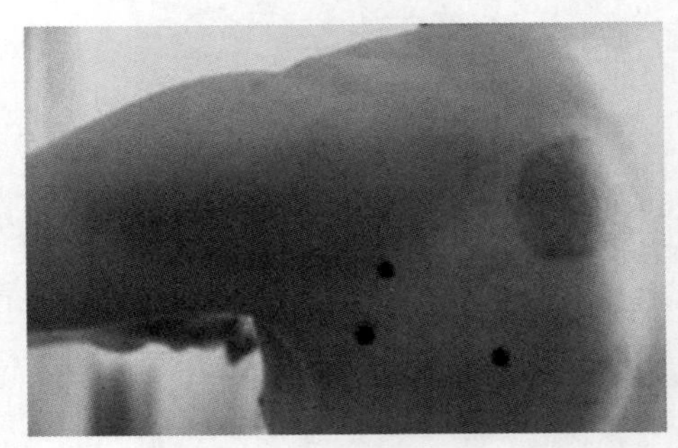

图 5-3-1　大、小圆肌肌筋膜疼痛触发点

大圆肌触发点牵涉痛主要集中于后三角肌位置，即后肩部的疼痛；有时还会有深的前部肩关节痛的感觉，这个牵涉痛还向上臂桡侧背面和前臂背面弥散。大圆肌触发点所表现的疼痛是运动性疼痛，不动不痛，所以常影响手类运动项目运动员，因无法举手臂过头顶发力而影响运动成绩。一旦发生大圆肌触发点，患者会自动的稍微地限制自己的手臂上举动作，但自己并不知道。检查者让患者做过头摸健侧耳朵，患者则无法摸到。上肢后抱头摸嘴试验至少差 3~5cm，此时不是头颈部旋转困难，而是由于肩部外展外旋困难造成的。

小圆肌触发点常在肌肉和肌腱的移行部，其牵涉痛在后三角肌下，即后肩部的疼痛；并弥散到整个上臂的后面及外侧面，有时有肩关节前面深部疼痛感觉。患者的上肢后抱头摸嘴试验受限，手后摸肩胛骨试验受限。

［病因病机］

1. 后肩长期受风寒刺激，而使该项肌紧张、痉挛，出现血运障碍。

2. 上肢强力外旋肩关节过猛，或用力掷物等动作用力不当，或外力直接撞击，均可使小圆肌出血、渗出、水肿、血运障碍而发生一系列组织损伤症状。

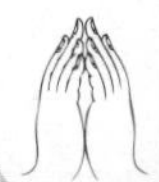

［临床表现］

1. 轻者平时无明显症状，当天气变冷、受凉或劳累过度后感肩后部疼痛、酸胀不适，主动活动肩关节感患肢隐隐酸胀，其活动功能不受影响，偶尔感肩部无力。

2. 严重时肩后部酸痛难忍，以夜间为甚，患者常常因疼痛而难以入睡，不能患侧卧位，酸痛向上肢后侧放射，叩打或热敷后可缓解。

［诊断要点］

1. 有外伤史或慢性劳损史。

2. 肩后部酸胀不适，患肢无力。

3. 健侧卧位屈肘 90°、肩关节前屈 90° 时，肩胛骨外侧缘肱骨大结节处可触及痛性结节点或条索状物。

4. 小圆肌被动牵伸时疼痛加重即搭肩试验阳性。

5. 抗阻力外旋时疼痛加重。

［手法治疗］

1. 体位

治疗者体位：坐位，面向患者。

患者体位：俯卧，双上肢置于治疗床两侧。

2. 手法

(1) 一指禅推法：用轻柔一指禅推大、小圆肌疼痛触发点（图 5-3-2），时间 3 分钟。

(2) 弹拨法：用双手大拇指轻柔弹拨大、小圆肌（图 5-3-3），时间 1~2 分钟。

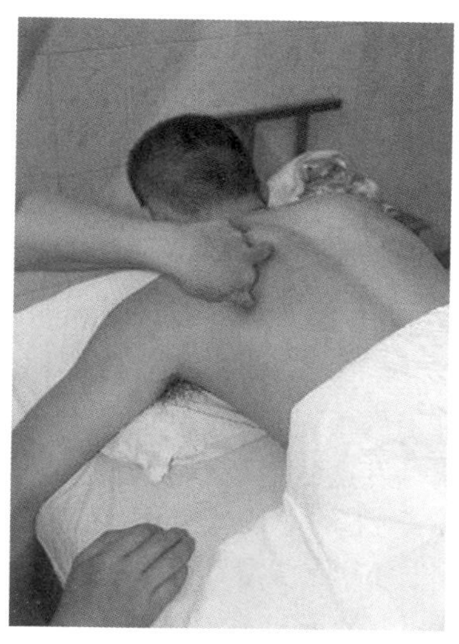

图 5-3-2　一指禅推法

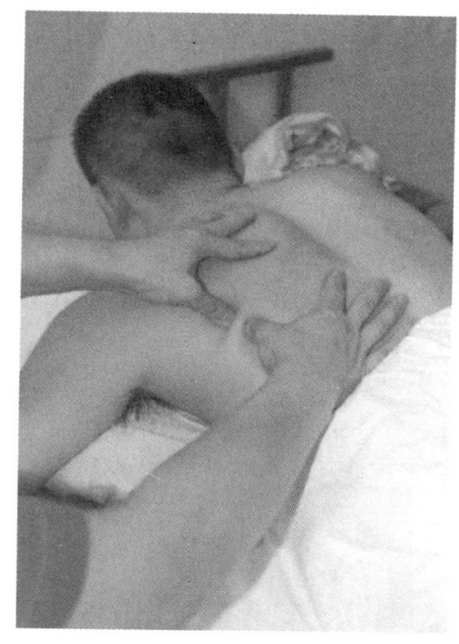

图 5-3-3　弹拨法

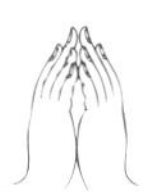

(3) 拿法:轻柔地拿大、小圆肌(图 5-3-4)3~5 次。

(4) 掌推法:用掌根从肩胛外上角推向肩胛下角(图 5-3-5)3~5 次。

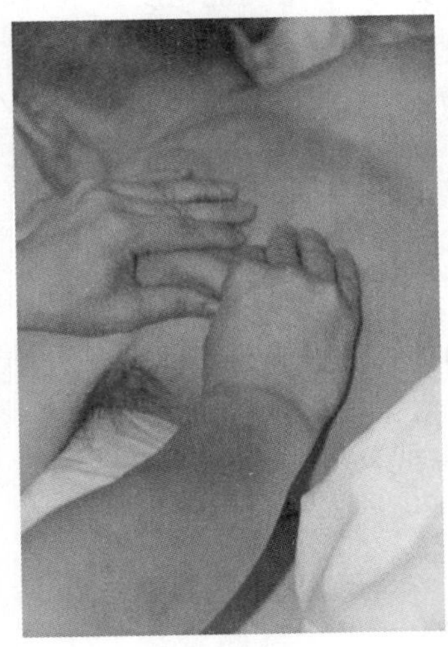

图 5-3-4 拿法

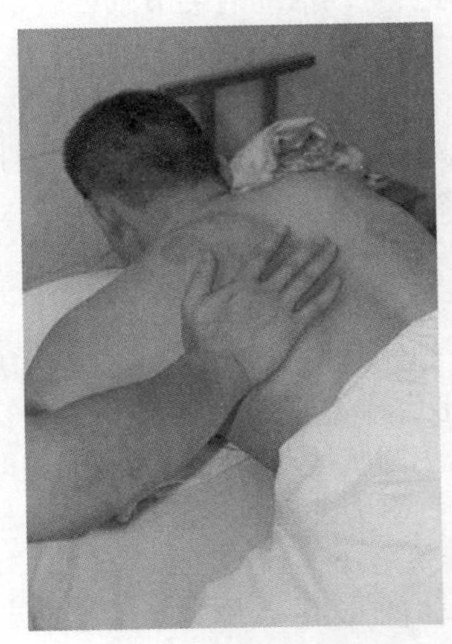

图 5-3-5 掌推法

[注意事项]

大、小圆肌触发点常与冈上、下肌触发点共发。一般来说,冈下肌、大圆肌和小圆肌触发点常常共生。

[大、小圆肌自我牵张方法]

与冈下肌牵张方法相似。

第四节 肩胛下肌肌筋膜疼痛触发点

肩胛下肌位于肋骨和肩胛骨之间,其起于肩胛骨的内侧面的内侧缘,向外上止于肱骨小结节嵴,参与肩袖的构成。在肩胛下肌上有多个触发点,有的在肌腹,有的在肌肉和肌腱移行部的附着处,其牵涉痛集中在上臂和肩背连接处以及腕的背侧,并且弥散到背部的肩胛区、上臂的后侧、三角肌区和腕部的前面(图 5-4-1)。肩胛下肌触发点是冷冻肩的关键原因,也是手球和垒球运动员肩部疼痛的关键原因。患有肩胛下肌触发点的垒球运动员,当投球起始时,患者手臂不能抬起向前,如果扶住肩部,也不能向后伸。当触发点活动加重时,肩关节外展受限在 45° 或更少;此时,患者会变得在休息和运动时都会疼痛;而且无法将受累手摸到健侧腋窝。这种情况下,常被称为“冷冻肩”、关节囊或肌腱粘连,或投球者臂。这种病人会感到手腕部的带状酸痛,而以腕背为重，因此，换另一侧腕戴手表。

外旋试验，即将肩部屈曲和外展，然后做外旋动作。为了区分肱盂关节是否活动，可以做肩胛骨活动试验：检查者的手放在肩胛骨上，抓住患者的手臂做肩关节外展运动，阳性结果是只有肩胛骨可以活动，而肱盂关节无活动，这是因为有肩胛下肌触发点对它的的限制；如果同时有肩胛骨的运动受限也可能说明有其他肌的触发点，如：胸小肌、前锯肌、斜方肌和菱形肌。如果只有肩胛下肌受累，那么外展受限在 90° 范围内，站立时手放下悬吊在腿部两侧，可发现上肢处于内旋外展状态。同时还要检查肱盂关节、肩锁关节、胸锁关节是否处于正常活动状态。

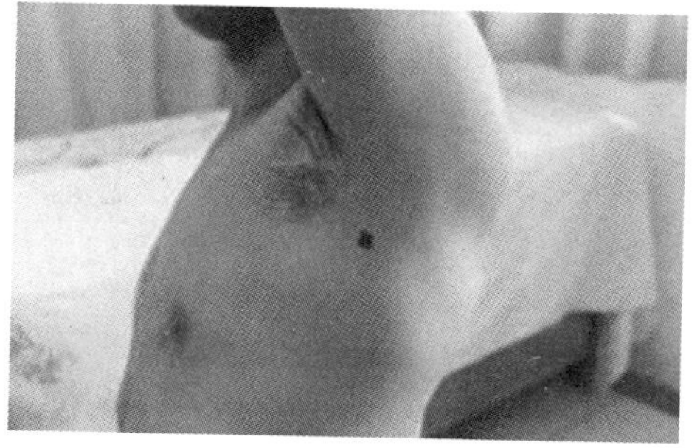

图 5-4-1 肩胛下肌肌筋膜疼痛触发点

特别要注意怎样检查肩胛下肌的触发点。因为肩胛下肌的位置较深，只能从腋窝的中点和偏中向后触压，那样就可以触到肩胛下肌紧张带和疼痛。

[病因病机]

1. 后肩长期受风寒刺激。
2. 上肢用力掷物等动作用力不当，或外力直接撞击所致。

[临床表现]

1. 背部的肩胛区、上臂的后侧、三角肌区酸痛。
2. 肩关节外展受限。

[诊断要点]

1. 背部的肩胛区、上臂的后侧、三角肌区酸痛，肩关节外展受限。
2. 外旋试验疼痛。

[手法治疗]

1. 体位

治疗者体位：站立，面向患者。

患者体位：侧卧，患侧上肢前伸上举置于头前。

2. 手法

（1）一指禅推法：用中等力一指禅推肩胛下肌疼痛触发点（图 5-4-2），时间 2 分钟。

（2）弹拨法：用中等力弹拨肩胛下肌（图 5-4-3），时间 2 分钟。

（3）拿法：拿肩胛下肌（图 5-4-4）3~5 次。

（4）掌推法：从肱骨头处向肩胛外侧缘掌推（图 5-4-5）3~5 次。

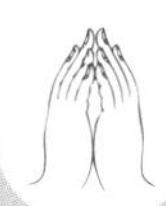

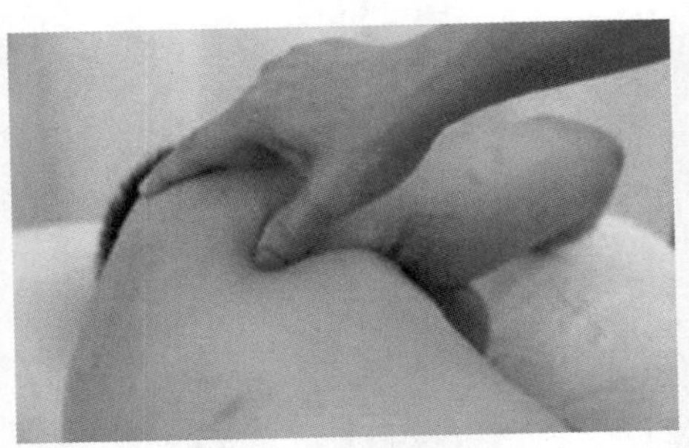

图 5-4-2　一指禅推法

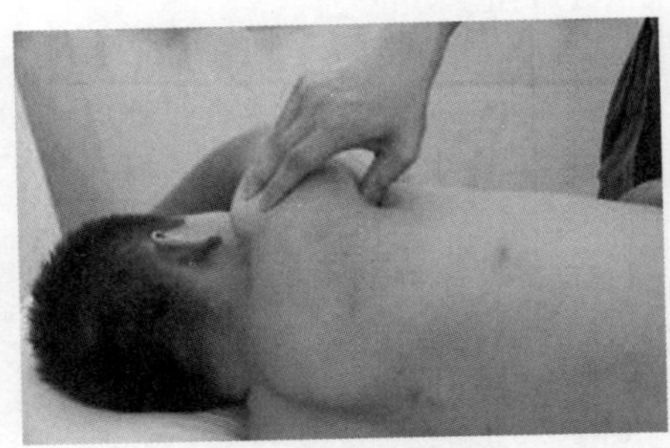

图 5-4-3　弹拨法

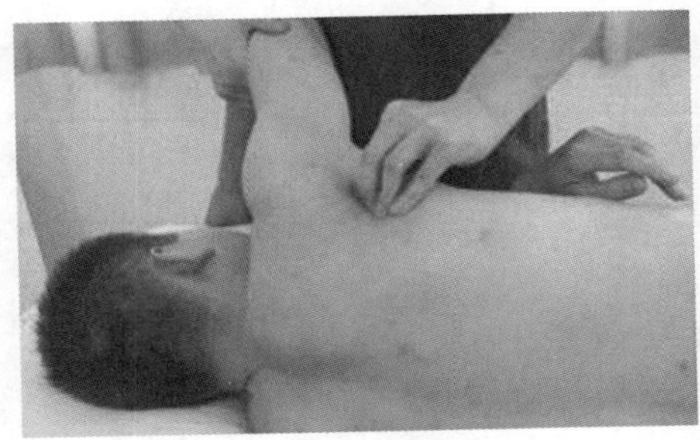

图 5-4-4　拿法

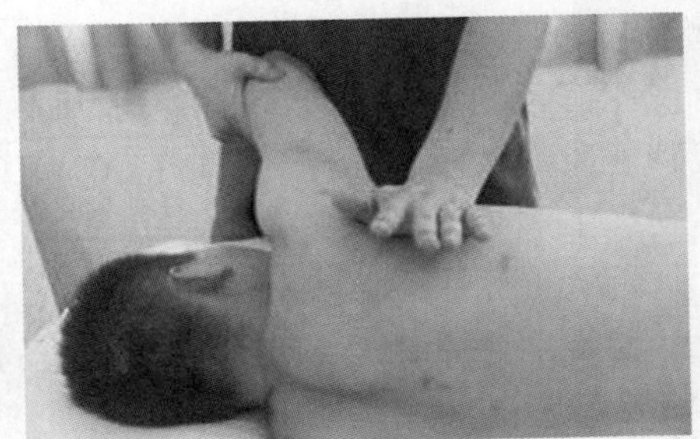

图 5-4-5　掌推法

[注意事项]

肩胛下肌是造成冻结肩的主要肌肉，与此同时发生的常见关联触发点还有胸小肌触发点，以及大、小圆肌触发点和背阔肌触发点、肱三头肌长头在肌肉和肌腱移行部的触发点；有时还可见到三角肌前部触发点。

[肩胛下肌自我牵张方法]

患者背靠桌子边站立，将手向后扶住桌边，然后患者下蹲，利用身体的重量和这种姿势，以牵张肩胛下肌和肱三头肌。

第五节　菱形肌肌筋膜疼痛触发点

菱形肌在斜方肌的深面，包括两块肌肉，即菱形大肌和菱形小肌，两块肌一起从上位胸椎斜向下止于肩胛骨的内侧深面，菱形小肌在上方，大肌在下方。二肌都可以发生触发点。二肌的触发点较深，属于附着处的触发点，常位于肩胛骨内侧缘的深面；它们属于局部型牵涉痛，因此它们的触发点牵涉痛只在肩胛骨内侧缘，并向肩胛内上角处弥散(图 5-5-1)。这块肌肉疼痛常无法认证，除非其他肌肉的触发点被去活化后，才会使这块肌肉的牵涉痛凸显出来。菱形肌触发点牵涉痛是一种在皮肤表面上的疼痛，与运动无关系。如

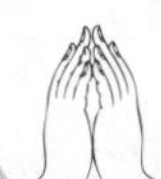

果是肌腹处触发点，患者会感觉侧睡时疼痛；如果触发点在附着处，会有向后弓背时疼痛，被称为末端病的疼痛。菱形肌发生触发点时，运动肩胛骨有响声。如果在患者坐时，将手臂向前放松抬着，肩胛骨外展，该肌的触发点可被触到。

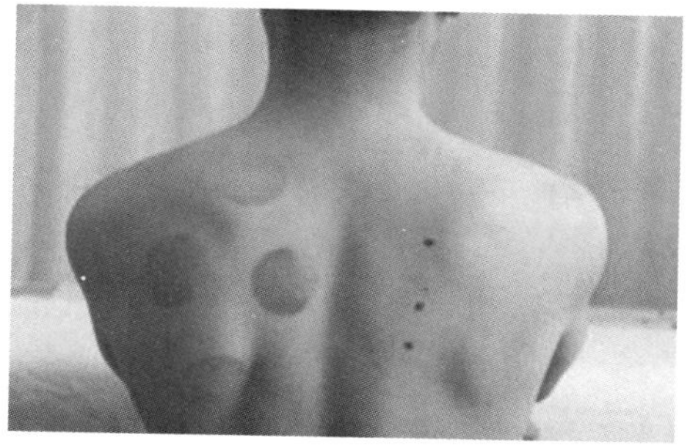

图 5-5-1　菱形肌疼痛触发点

［病因病机］

1. 该病急性发作常由于用力过猛或直接外伤所引起，如用肩抬重物，用力向前抛掷、举重等，使肩胛骨向外旋转等动作。

2. 直接外力撞击，导致肌纤维断裂出血、水肿、渗出、粘连等一系列软组织损伤表现。

3. 慢性发作多为积累性操作，多因姿势不当引起，如长期在肩胛骨外旋位姿势下工作，使局部的肌肉痉挛，导致脊柱关节错位而造成。

［临床表现］

1. 上背部脊柱与肩胛骨内缘之间疼痛，为酸痛，后背沉重，如负重物感。

2. 翻身疼痛加剧，偶感胸闷、心慌、久坐时因疼痛而呈挺胸状。

［诊断要点］

1. 有急慢性劳损史。

2. 在脊柱与肩胛内侧缘的后背部疼痛，如负重感。

3. 低头双手抱胸时疼痛加重，即菱形肌牵拉试验阳性。

4. 头后伸挺胸，双上肢后伸疼痛，即菱形肌收缩试验阳性。

5. 在其起止点中点可扪及痛性结节。

［手法治疗］

1. 体位

治疗者体位：站立，面向患者。

患者体位：俯卧，双上肢置于治疗床两侧。

2. 手法

(1) 点按法：用中等力大拇指点按菱形肌疼痛触发点(图 5-5-2)，时间 3 分钟。

(2) 指推法：用中等力用大拇指从上往下推肩胛骨内侧(图 5-5-3)5 次。

(3) 掌推法：用中等力用掌根从上往下推菱形肌(图 5-5-4)3~5 次。

［注意事项］

常常与斜角肌、肩胛提肌、中斜方肌、冈下肌和背阔肌触发点共发，形成

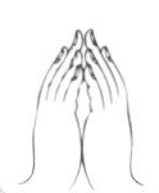

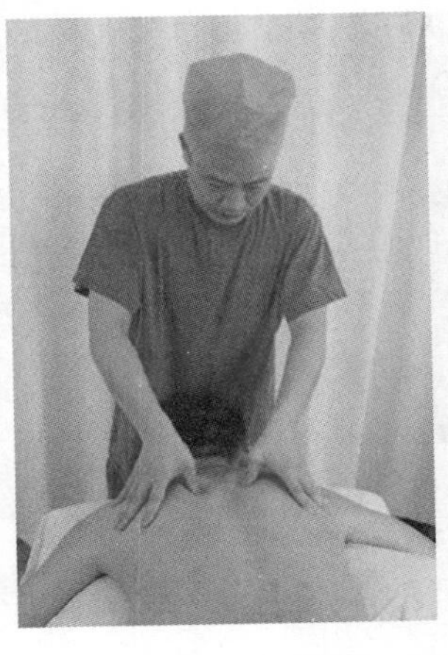

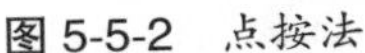
图 5-5-2　点按法

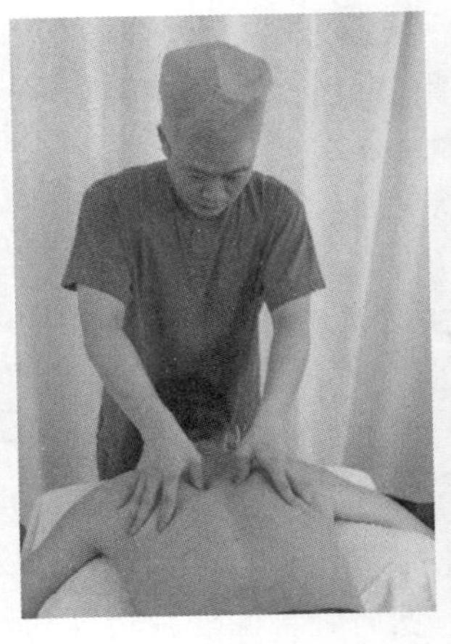

图 5-5-3　指推法

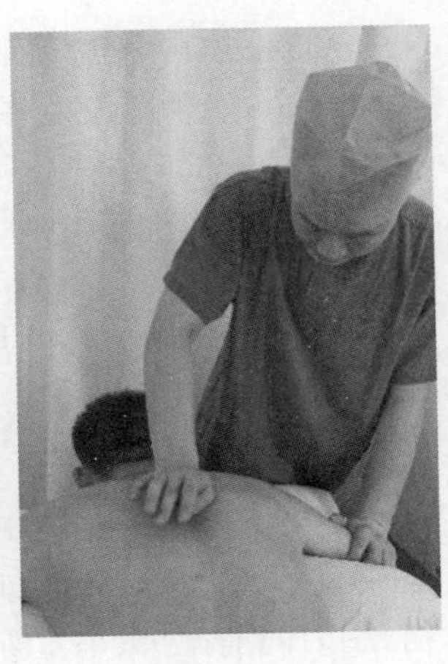

图 5-5-4　掌推法

关联触发点；一般来说，这些肌的触发点被治疗后，菱形肌触发点的症状会突显出来。

［**菱形肌自我牵张方法**］

1. 双手从胸前紧抱住肩关节，然后向前反复弓腰和弯腰。
2. 患者仰卧在桌下，然后用两手向上抓住桌边。
3. 患者坐在椅子上，弓腰，双手交叉，各自抓住健侧椅座边。

第六节　后上和后下锯肌肌筋膜疼痛触发点

后上锯肌位于菱形肌下，因为该肌触发点位置较深，位于肩胛上角骨的深面，属于附着处触发点，末端病的增厚性疼痛，因此其触发点不易触到，但有时可能摸到外侧紧张带及附近压痛条索，其牵涉痛集中在肩胛冈内侧区域、肩后、肘后和腕尺侧的前后，并沿途弥散，有时还有胸部的刺痛。后下锯肌在背阔肌下，该肌发生触发点常常有局部肌肉的隆起，其牵涉痛属于局部型，疼痛仅在该肌的周围。（图 5-6-1）

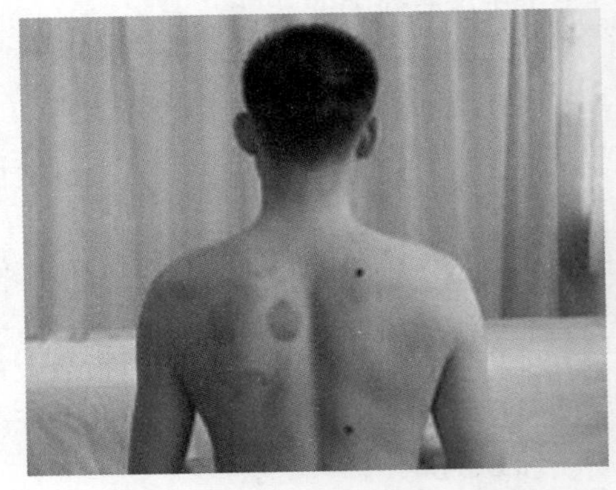

图 5-6-1　后上和后下锯肌肌筋膜疼痛触发点

患有后上锯肌肌筋膜疼痛时，患者感到上背部的深部疼痛，不负重时运动一般不增加疼痛，但在负

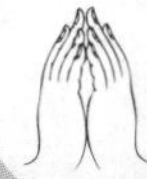

重向外伸手时，或做别的运动时，疼痛会加重。

患有后下锯肌肌筋膜疼痛时，患者会感到下胸背部有使人烦恼的疼痛，但不会出现因吸气和咳嗽引发疼痛，但是，前锯肌、腰方肌和深部腹肌会受影响。有时会有翻身疼痛。

［病因病机］

当人体剧烈运动时，或突然地转身弯腰，和其他不协调的活动，使呼吸节律突然打乱，下后锯肌突然改变正常的伸缩，四条肌束带不能同步适应，有的处在收缩状态，有的处在舒张状态，这样就使收缩状态的肌束损伤，而舒张状态的肌束会屈曲或卷折，甚至发生轻度移位，引发软组织损伤的一系列症状。

［临床表现］

1. 急性损伤，可出现肋部疼痛或剧烈疼痛，不敢深呼吸，强迫性气短，以致做翻身或上半身转身侧弯后伸动作时，病人往往需要憋气、暂停呼吸方可进行。

2. 慢性期患者肋部外侧疼痛，痛点在下后锯肌止点上，即下四条肋骨的外侧部。

［诊断要点］

1. 有突发性肋外侧疼痛病史。

2. 在肌肉的起点、止点或中点处，可扪及痛性结节。

3. 深呼气时疼痛明显，患者咳嗽时疼痛加重或不敢咳嗽。

［手法治疗］

1. 体位

治疗者体位：站立，面向患者。

患者体位：俯卧，双上肢置于治疗床两侧。

2. 手法

(1) 㨰法：用中等力㨰后上和后下锯肌（图 5-6-2），时间 2~3 分钟。

(2) 一指禅推法：用中等力一指禅推后上和后下锯肌疼痛触发点（图 5-6-3），时间 3 分钟。

(3) 掌推法：用中等力从外往内掌根推后上和后下锯肌（图 5-6-4）3~5 次。

(4) 掌揉法：用中等力掌根揉后上和后下锯肌（图 5-6-5），时间 2 分钟。

［注意事项］

斜角肌触发点常是后上锯肌触发点的卫星触发点。菱形肌、髂肋肌、胸长肌、多裂肌的触发点也可与后上锯肌触发点共发。后下锯肌的关联触发点常是髂肋肌和胸长肌触发点。

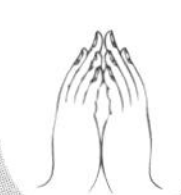

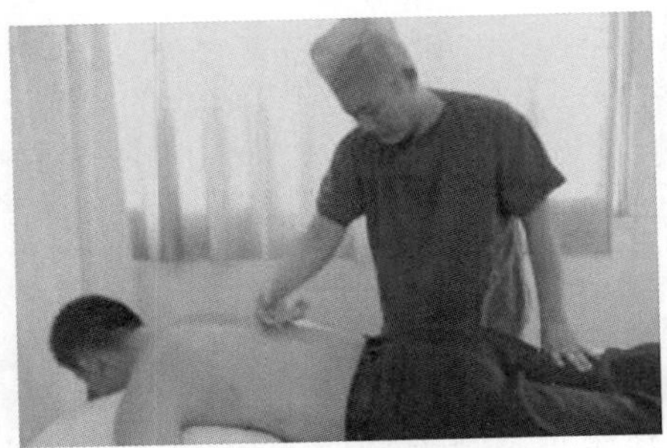

图 5-6-2　㨰法

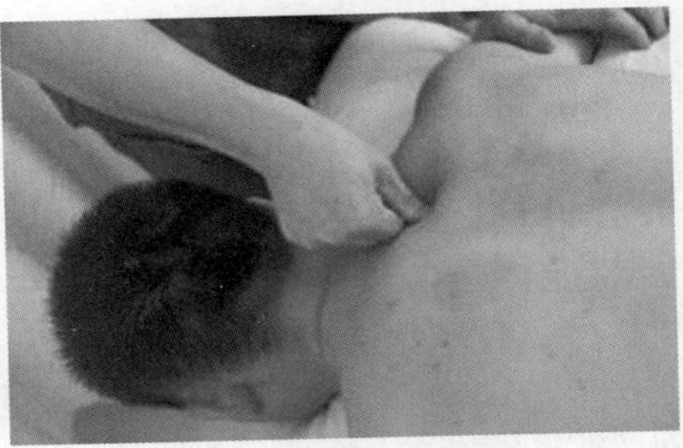

图 5-6-3　一指禅推法

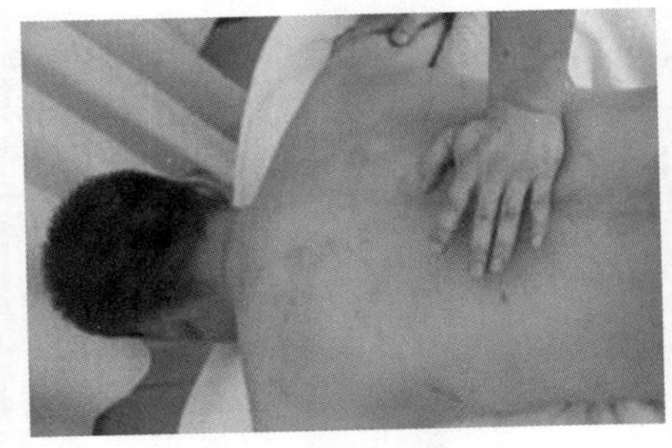

图 5-6-4　掌根推法

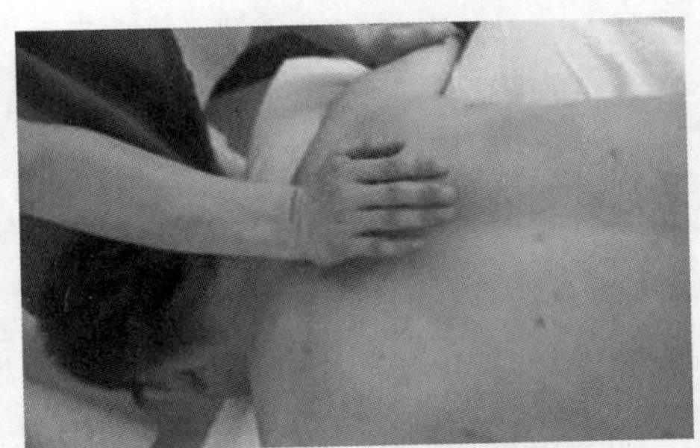

图 5-6-5　掌揉法

[后上锯肌自我牵张方法]

坐于低位沙发，双手从外侧方抓住双膝，尽力向后弓背。

[后下锯肌自我牵张方法]

坐于低位沙发，患侧手抓住健侧肩，上身向健侧旋转。

第七节　胸大肌肌筋膜疼痛触发点

胸大肌分为3个部分，上部锁骨到肱骨，中部胸骨到肱骨，下部肋弓上部到肱骨，其中上部胸骨部分为最宽大。各部都可产生多个触发点(图5-7-1)。上部肌触发点牵涉痛在肩部。中部肌外侧触发点的牵涉痛集中于胸前和前臂肘下尺侧前部，并弥散到肩前部，和沿上肢尺侧弥散直到尺侧3手指。而中部肌内

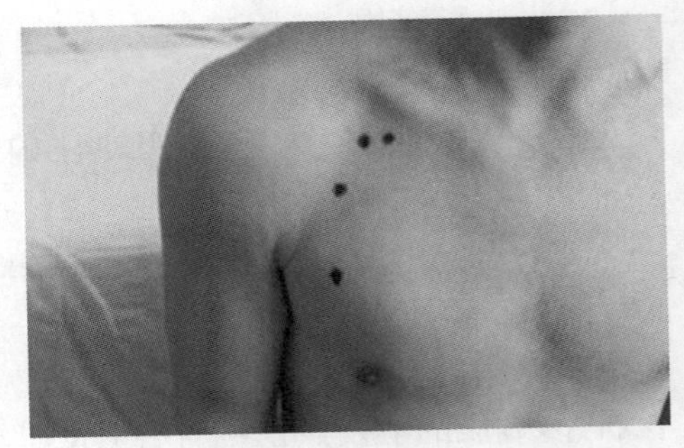

图 5-7-1　胸大肌肌筋膜疼痛触发点

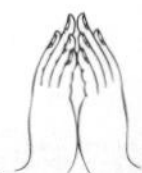

侧触发点的牵涉痛仅在触发点周围,并靠近胸中线位置。下部肌触发点在腋窝前壁内胸大肌,其牵涉痛在触发点外到乳头周围集中,并弥散到腋窝。

胸大肌触发点的发生所引致的麻烦是肩关节运动的困难,而且可以引起继发性的肩胛内侧的背痛。胸大肌上部触发点可以引起胸锁乳突肌的锁骨头肌肉张力增大,造成自主神经紊乱现象发生。肩关节活动外展受限,特别肩关节在 90° 位置的平展受限。中部胸大肌触发点牵涉痛的范围较广,特别是左胸需要注意与心肌梗死的胸痛鉴别。较重的胸大肌触发点疼痛,会引起睡眠的困难。如果有腋窝前壁缘的胸大肌触发点,由于乳房和乳头的疼痛,造成无法带文胸。

患有胸大肌触发点可以表现为身向前俯、圆肩、头向前倾、肩胛间肌变弱、肩胛骨外展等现象。手后摸肩胛骨下角试验阳性,肩胛骨内收试验阳性(患侧手放于髋部,将肘部向后收困难或疼痛)。冠心病的胸前(心前区)疼痛需要与胸大肌触发点疼痛予以鉴别。如果有乳房牵涉痛,感觉乳房胀痛,但触发点被灭活后,这个症状会马上消失。

[病因病机]

1. 长期做外展上举后伸动作,反复使胸大肌受牵拉造成积累性损伤。
2. 类似扳手腕瞬间爆发力急性拉伤胸大肌。

[临床表现]

1. 胸痛、胸闷。
2. 肩关节活动外展受限,特别在 90° 外展位置。
3. 有时有乳房牵涉痛。

[诊断要点]

1. 胸痛、胸闷,心电图检查正常。
2. 肩关节活动外展受限。
3. 手后摸肩胛骨下角试验阳性,肩胛骨内收试验阳性。

[手法治疗]

1. 体位

治疗者体位:站立,面向患者。

患者体位:仰卧,双上肢置于治疗床上。

2. 手法

(1) 一指禅推法:用轻柔的一指禅推胸大肌疼痛触发点(图 5-7-2),时间 3~4 分钟。

(2) 指点法:用中指指面点胸大肌疼痛触发点(图 5-7-3),时间 2~3 分钟。

(3) 掌揉法:用掌根揉胸大肌(图 5-7-4),时间 2 分钟。

(4) 掌推法:从外向内用掌根推胸大肌(图 5-7-5)3~5 次。

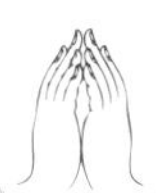

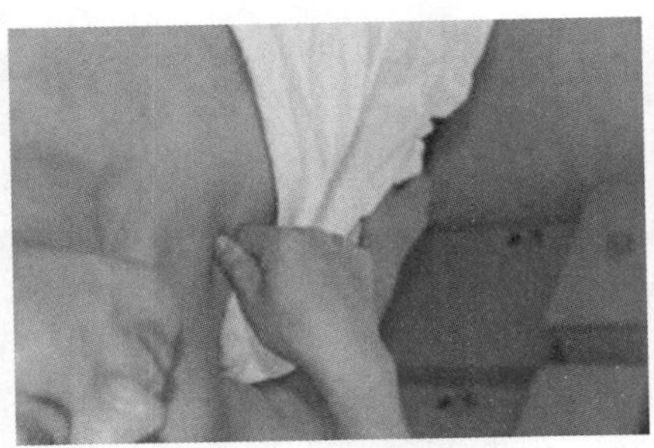

图 5-7-2　一指禅推法

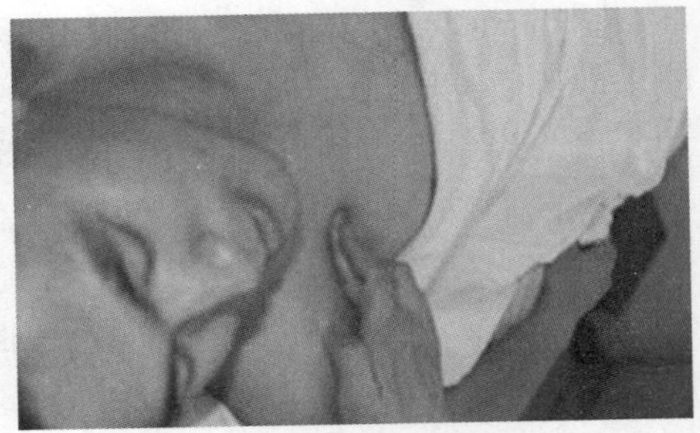

图 5-7-3　指点法

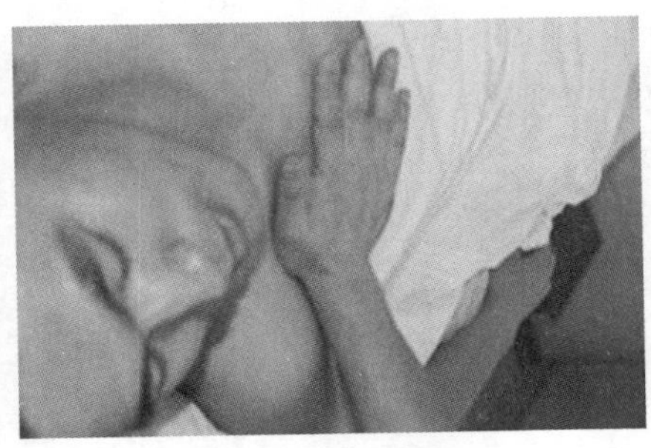

图 5-7-4　掌揉法

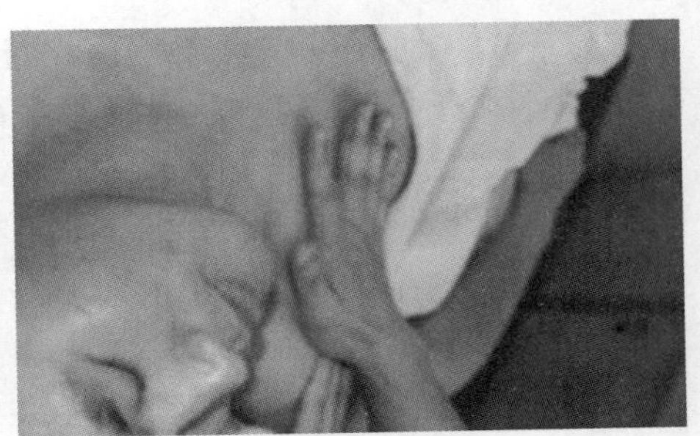

图 5-7-5　掌推法

［注意事项］

胸大肌触发点可以引发 4 块肌的触发点，然后表现类似胸廓出口综合征的症状，即背阔肌、大圆肌、小圆肌、肩胛下肌的触发点。并且引发协同肌的前三角肌和喙肱肌触发点作为卫星触发点；同时，拮抗肌中，前锯肌、菱形肌、中斜方肌也会发展为继发性触发点，重者还会有冈下肌、圆肌、后三角肌触发点，最终发展为冻结肩。

［胸大肌自我牵张方法］

1. 患者半弓步站立在门廊中，将手臂扶住两侧门廊边，上身向前倾，可以同时牵张双侧胸大肌；然后，改变手臂扶门框的不同高度，可以对胸大肌的不同位置进行牵张。

2. 患者站立于墙边，将手和肘一起扶在墙上，然后上身向健侧旋转，牵张单侧的胸大肌，同样手肘扶墙的高度不同，牵张胸大肌纤维的不同部位。

第八节　胸小肌肌筋膜疼痛触发点

胸小肌起自第 3~5 肋，止于肩胛骨喙突。在其下有锁骨下动脉、臂丛神经和上肢淋巴管通过。这种解剖上的特点，使胸小肌在发生触发点时肌纤维

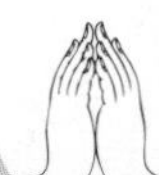

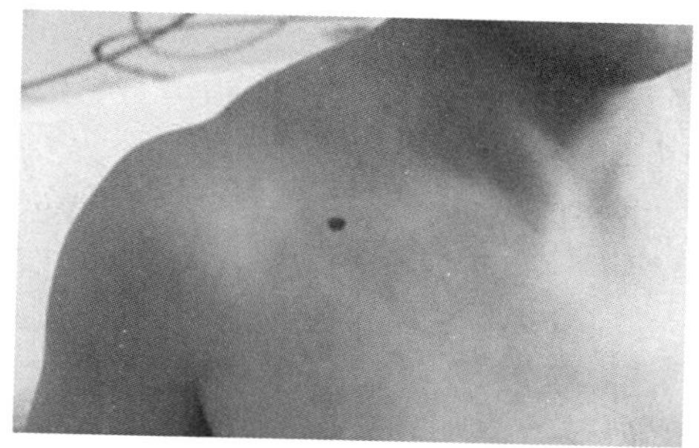

图 5-8-1 胸小肌肌筋膜疼痛触发点

的缩短，会对这些组织器官结构造成压迫，因此，常表现出明显的胸廓出口综合征的症状，以及肢体怕冷(由于神经动脉部分受压)。胸小肌触发点可以发生在肌腹，以及肌肉和肌腱的移行部(图 5-8-1)。其牵涉痛集中在前肩部，并有胸前和整个上肢尺侧的弥散。由于胸小肌触发点和胸大肌触发点的牵涉痛范围和位置相同，因此难于区分疼痛是来自哪一块肌肉；但是，胸小肌触发点更容易引起神经血管的相应症状。同时，与胸大肌一样，左侧胸小肌触发点的牵涉痛要与冠心病心前区疼痛相鉴别。胸小肌触发点可以造成患侧手无法摸到健侧肩的后面。仰卧时上肢上举过头顶时，患者会感到该肢体麻木感。

[病因病机]

1. 长期做外展上举后伸动作，反复使胸小肌受牵拉造成积累性损伤。
2. 上肢后伸用力拉伤胸小肌。

[临床表现]

1. 肩前部痛，心前区疼痛。
2. 心前区疼痛有向胸前和整个上肢尺侧的弥散。

[诊断要点]

1. 肩前、心前区疼痛。
2. 手后摸肩胛骨下角试验阳性。

[手法治疗]

1. 体位

治疗者体位：站立，面向患者。

患者体位：仰卧，双上肢置于治疗床上。

2. 手法

(1) 一指禅推法：用轻柔的一指禅推胸小肌疼痛触发点(图 5-8-2)，时间 1 分钟。

(2) 弹拨法：轻柔弹拨胸小肌(图 5-8-3)，时间 2 分钟。

(3) 指推法：用大拇指从外往内推胸小肌(图 5-8-4)3~5 次。

(4) 掌揉法：用掌根揉胸小肌(图 5-8-5)，时间 1 分钟。

[注意事项]

胸大肌触发点是胸小肌触发点关联最大的疼痛触发点，其次是三角肌前部、斜角肌、胸锁乳突肌的疼痛触发点。有时可发现喙突处胸小肌附着处形

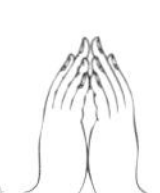

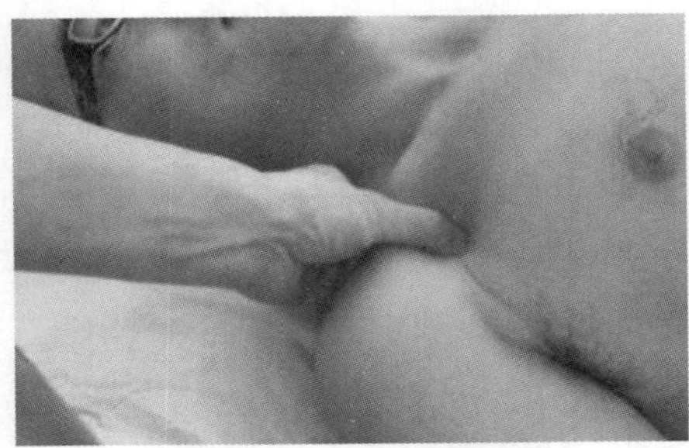

图 5-8-2　一指禅推法

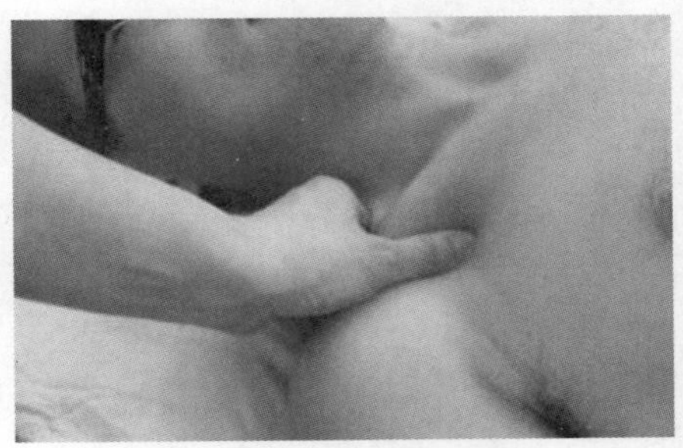

图 5-8-3　弹拨法

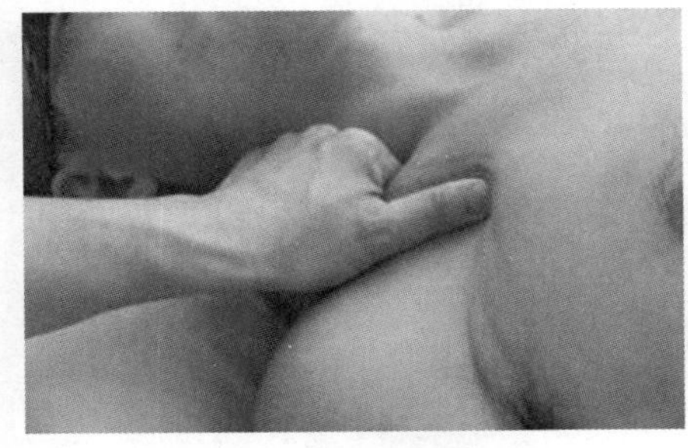

图 5-8-4　指推法

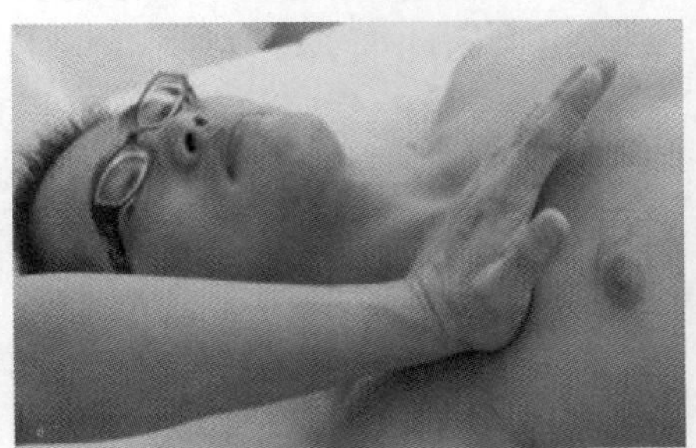

图 5-8-5　掌揉法

成结缔组织的触发点,患者会感到胸部的疼痛、烧灼痛、刺痛,瞬间闪电样针扎样痛。

[胸小肌自我牵张方法]

身体直立,将患侧背到身后,屈肘,用健侧从身后抓住患侧前臂前部向健侧牵拉,并头偏向患侧和上身旋向患侧。

第六章

腰臀部肌筋膜疼痛触发点

第一节　髂腰肌肌筋膜疼痛触发点

髂腰肌分为腰大肌和髂肌两部分。腰大肌和髂肌触发点分布在三个部位(图 6-1-1、图 6-1-2)。一个位于腰大肌在腰部的位置,该触发点位置较深,不能被检查者所触摸到,但是该触发点的牵涉痛会在整个下背部出现反应,患者会很清楚地用上下滑动指出疼痛的部位,而不是用手横向的或点状的指出疼痛位置,而且这个触发点不可能让检查医师触摸到。当找不到疼痛的触

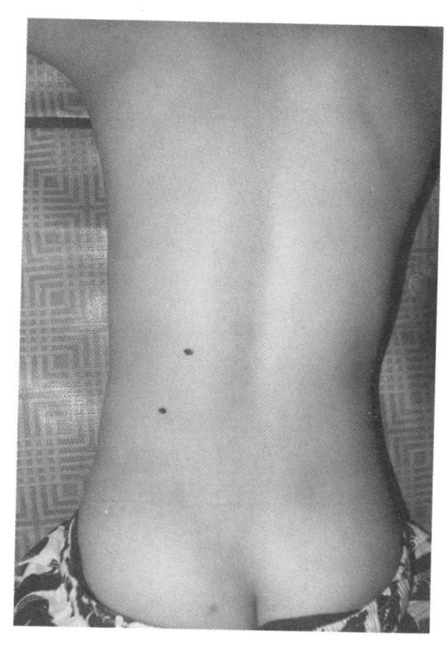

图 6-1-1　髂腰肌肌筋膜疼痛触发点(1)

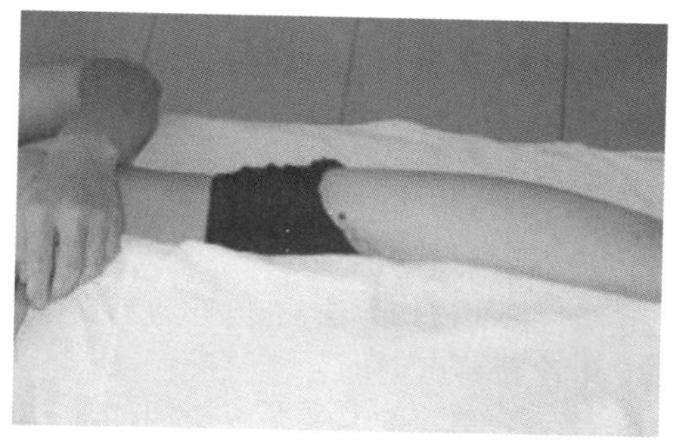

图 6-1-2　髂腰肌肌筋膜疼痛触发点(2)

发点,而又有明显集中的下腰痛位置,并向周围弥散时的情况,过去的医师检查后,常常给患者一个腰肌劳损的诊断,从此定下了不易治疗的症结,只能终身痛苦,而一些患者会有一天自动愈合,疼痛渐渐减轻。另外两处的触发点常常可以被检查者所触摸到,但是也是较为模糊而位置不清。一处位于髂肌在髂嵴内侧面,近髂前上棘的位置,检查者可以手指抠压,可以感到肌肉的紧张带,其牵涉痛集中在股上部的中间位置,周围有弥散。而另一个触发点的牵涉痛也位于这个区域。这个触发点位于腹股沟韧带的下方,股骨头偏前的下方。不同于其他两处的触发点,该触发点更容易被触到。

髂腰肌触发点的发生,会使患者无法从沙发直接站起,患者不能完成仰卧起坐的动作,严重的患者甚至不能进行用手和膝着地爬动。髂腰肌触发点发生,在站立时,患者会把上身重量放在正常侧,患侧下肢放松向前移,膝稍弯;如果要患者向前屈,患者会在第一个 20° 屈向患侧,以改变重心后,再继续向前屈。在行走时,患者会带有一个弯腰姿势;而且骨盆也会前倾,显示出腰部脊柱的一个过度的前凸(超过生理前凸);因此,在被动强迫的弯腰姿势,患者的站位身高会有几厘米的减少;这种情况下,患者不得不伸头和颈部去关注他或她的行走的方向(小心紧张姿势),由于下腰部疼痛和强迫弯腰的姿势,不得不用拐杖协助行走。这种患髂腰肌触发点的病人,会不自觉地通过拉住股部前屈、外展和外旋(大足趾前外)的姿势以缩短髂腰肌来减少承受负荷。下面是一个简单的试验髂腰肌触发点或疼痛的方法:患者以股以上的部分仰卧于检查床上,双手抱住健侧股部使其屈曲到腹部,以致于下背部可以放平于检查床,并且可以稳定骨盆,防止腰脊椎前凸;然后将患侧下肢伸直,并轻轻放下后伸,如果产生骶髂部的疼痛则该试验为阳性。髂腰肌与股直肌是一对联合协助屈髋运动的肌肉,如果股直肌变弱,髂腰肌将需要更多的活动来补偿这个缺陷,这样就很容易造成髂腰肌的受伤。

[病因病机]

1. 长期坐位伏案工作,使髂腰肌废用,肌力减弱。
2. 腰部扭伤。
3. 长期站立时间过长,造成髂腰肌积累性劳损。

[临床表现]

1. 坐位站起时,腰部疼痛加重。
2. 腰部活动困难。
3. 急性扭伤无法站立,咳嗽或打喷嚏疼痛加重。

[诊断要点]

1. 腰部疼痛,从坐位站立时明显。
2. 腰椎活动受限。

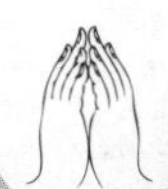

［手法治疗］

1. 体位

治疗者体位：站立，面向患者。

患者体位：俯卧，双下肢放松。做髂腰肌止点宜仰卧位，正骨手法宜侧卧位。

2. 手法

（1）一指禅推法：用较大力量一指禅推髂腰肌疼痛触发点及起止点（图 6-1-3），时间 2~3 分钟。

（2）弹拨法：用较大力量一指禅推髂腰肌疼痛触发点及起止点（图 6-1-4），时间 2~3 分钟。

（3）点按法：用肘尖点按髂腰肌疼痛触发点及起止点（图 6-1-5），时间 2~3 分钟。

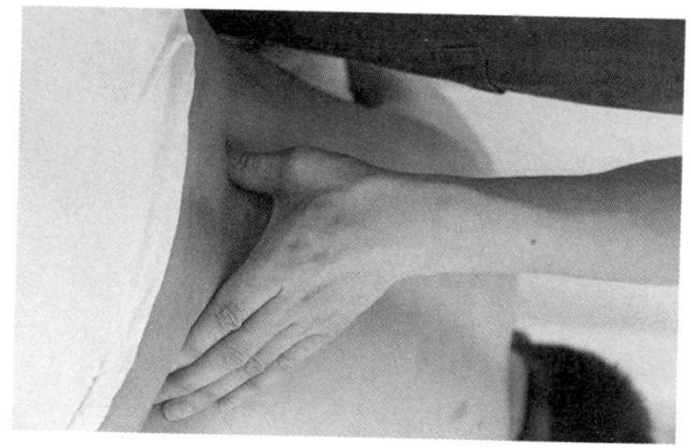

图 6-1-3　一指禅推法

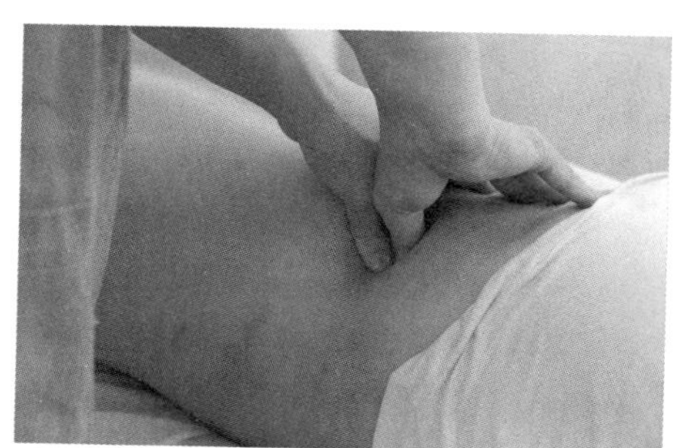

图 6-1-4　弹拨法

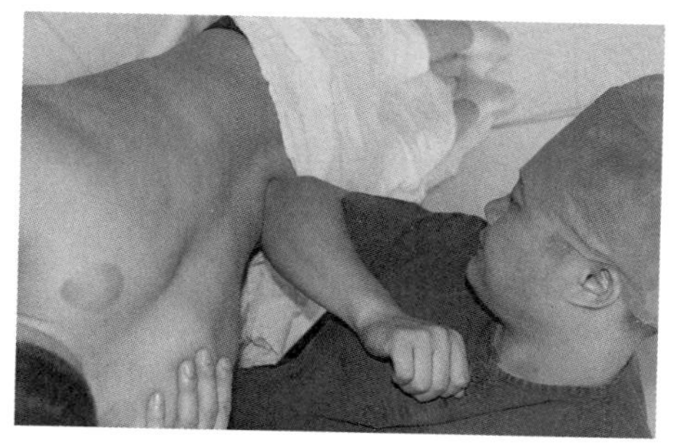

图 6-1-5　点按法

手法可以加用正骨复位手法，如腰椎旋转复位手法、腰椎斜搬法。

［注意事项］

腰大、小肌触发点的发生后肌张力的持续增高，可以压迫腰脊神经的分支，造成腰脊神经受压的一些症状。另外，髂腰肌很少是单发触发点的肌肉，常常与其他肌肉触发点共生。髂腰肌由于隐藏较深，它发展的触发点常不易发现，但却因姿势的改变，常使背部、颈部和股臀部肌肉过分劳累，如腘绳肌、臀肌、胸腰椎旁肌和颈后肌，然后引发这些肌的触发点。当然一些骨骼肌常常与髂腰肌共发，最常见的是腰方肌，如果要使髂腰肌治疗更有效，腰方肌的治疗常常必不可少。通常一些髂腰肌协同肌会随之发病，它们是腹直肌、腰方肌、股直肌、阔筋膜张肌、耻骨肌、腰部椎旁肌、健侧髂腰肌。在病情较重的

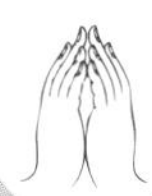

情况下，一些拮抗肌也会被引发触发点，如臀大肌和腘绳肌。

［髂腰肌自我牵张方法］

1. 股部以上仰卧于床或桌，将双下肢向下悬吊。
2. 弓步叉腰，躯干向健侧斜后仰。

第二节　腰方肌肌筋膜疼痛触发点

腰方肌疼痛触发点是最常见和最多见的下背部疼痛的原因，绝大多数急慢性腰部损伤都累及腰方肌，特别急性腰扭伤的情况。腰方肌分为深、浅两层，深层在内侧面，浅层靠外侧。浅层腰方肌刚好在腰髂肋肌的深面，其外侧缘可以在腰髂肋肌的外侧缘触到，而其浅层肌触发点也刚好在这个位置可以触到。这个触发点在这个缘处的上下两个位置出现(图6-2-1)，上触发点的牵涉痛沿上部髂翼后外侧面集中，并向前弥散到髂前上棘和下腹部，向后弥散到骶髂关节处。下触发点的牵涉痛集中在大转子部位的前后，并弥散到臀皱褶中部处。深层腰方肌触发点位于腰椎横突尖，也分为上、下两个位置；上部触发点的牵涉痛集中在骶髂关节和臀后内侧；下部牵涉痛集中在臀皱褶上方外侧部。

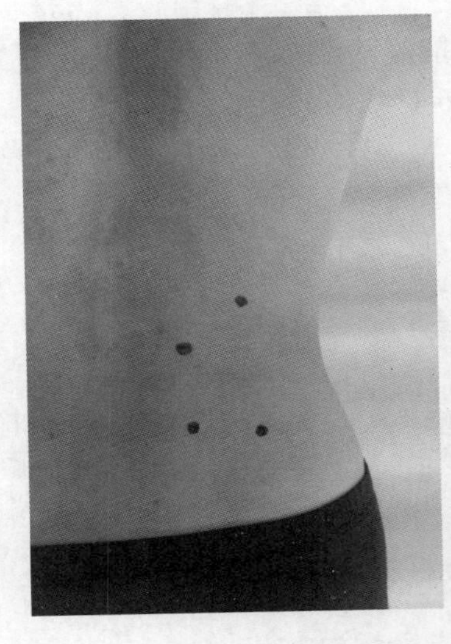

图 6-2-1　腰方肌肌筋膜疼痛触发点

患者对疼痛感受的描述是在躺着休息时，无论在身体任何姿势状态下出现的持续的、深部的、烦人的疼痛；在站立、坐位的直立姿势时，这种疼痛更加烦人。轻微的运动都可以加剧这个疼痛，而且像刀割样的疼痛；因此，使人感到精神压抑。腰方肌触发点造成了弯腰困难和脊柱运动的障碍，患者转身和倾斜向健侧困难，以及上楼梯都疼痛和床上翻身困难，甚至在任何行动时都要靠手扶来帮助完成。咳嗽和打喷嚏都会引起疼痛。除了上面描述的疼痛和牵涉痛外，一些患者还会有腹股沟、睾丸和骶骨的牵涉痛，甚至坐骨神经区域的牵涉痛。还会引发胸腰椎旁肌和臀小肌后部的卫星触发点。一些病人还会有髋部沉重、小腿抽搐，腿和足部的烧灼感觉。

腰的疼痛多见腰方肌的触发点，但许多关联因素可以诱发腰方肌触发点的发生，因此常需要对这些因素进行检查。首先要对腰方肌进行检查，其次要检查畸形情况：半骨盆、短缩肢体(上、下肢体)、脊柱和椎体变形，最后还要

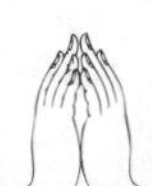

注意检查不良姿势情况。当然，影像学对情况的检查也是必要的。患有腰方肌触发点患者在行走、躺下、翻身、起床和从椅子站起时，通常会对受累肌进行保护性避开，以限制腰椎向骶骨间的运动；而且，咳嗽也会激惹特征性的疼痛范围，即咳嗽时，腰骶区疼痛。在站立时，患者会将正常侧骨盆向下倾，使之出现腰椎侧弯现象，由于脊柱的旋转，腰部脊柱的生理曲度变浅。腰部活动困难，侧屈功能只能向正常侧，有时两侧受限。仰卧平躺时，患侧骨盆会抬高，所以要检查患者的侧弯、坐下、仰卧、站立、翻身等功能。

［病因病机］

1. 长期站立或坐位，姿势过久致使腰方肌疲劳损伤。
2. 劳动或运动时急性腰扭伤。
3. 腰部着凉受寒。

［临床表现］

1. 腰部胀痛，在站立、坐位的直立姿势时，这种疼痛更加烦人。
2. 腰活动困难，有时有腰部脊柱侧弯。

［诊断要点］

1. 腰部疼痛，站立、坐位、卧久及劳累后明显。
2. 腰活动受限。

［手法治疗］

1. 体位

治疗者体位：站立，面向患者。

患者体位：俯卧，全身放松。

2. 手法

(1) 滚法：用中等力逆向滚腰方肌(图6-2-2)，时间3~5分钟，可以边滚边用另一只手外展下肢使腰方肌放松。

(2) 弹拨法：用中等力弹拨腰方肌疼痛触发点、起止点(图6-2-3)，时间3分钟。

(3) 点按法：左右大拇指应用中等力点按腰方肌疼痛触发点、起止点(图6-2-4)，时间3分钟。

手法可以加用正骨复位手法，如腰椎旋转复位手法、腰椎斜搬法。

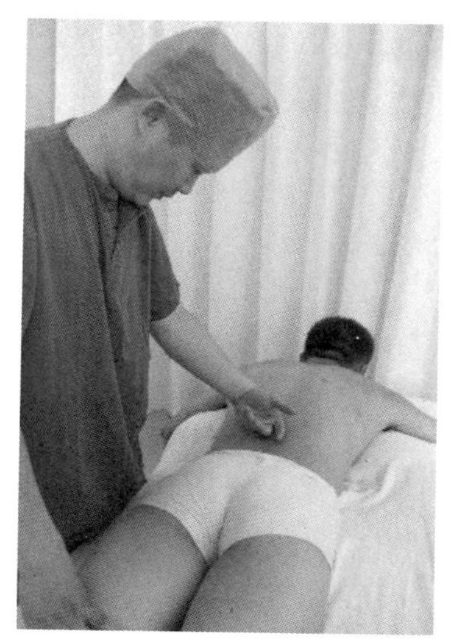

图6-2-2　滚法

［注意事项］

腰方肌触发点在功能单位内引发其他肌

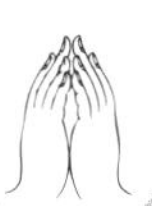

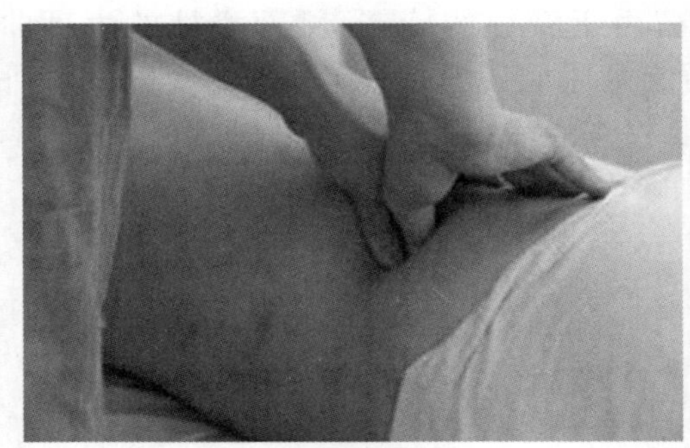
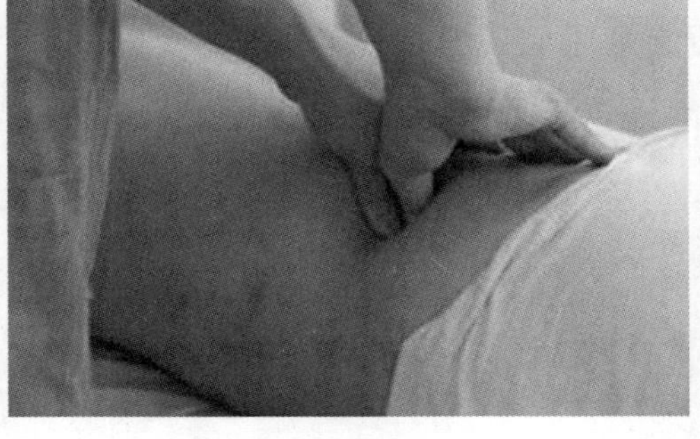

图 6-2-3　弹拨法

图 6-2-4　点按法

的继发性触发点和卫星触发点。最多见的是健侧的腰方肌、患侧的髂腰肌、胸 11 和腰 3 部位的腰髂肋肌,有时还有腹外斜肌。通常双侧腰方肌以协同形式一起动作,因此当一侧受累时,另一侧也会或多或少的受到牵连。腰大肌和腰椎旁肌常常一起协同,协助腰方肌稳定腰部脊柱。腰方肌和腰椎旁肌都属于腰椎的伸肌。腹外斜肌和髂肋部的腰方肌有共同在肋骨和骨盆的起点,而且它们肌肉纤维相互平行;因此,它们的触发点有时难以分辨来自何块肌肉。常见的卫星触发点是在腰方肌触发点牵涉痛位置臀中肌和臀小肌,有时会被误诊为坐骨神经痛。反过来,臀小肌触发点会引起腰方肌触发点活化,后者成为臀小肌的卫星触发点。

[**腰方肌自我牵张方法**]

1. 仰卧,两上肢枕在头下,将健侧腿搭在患侧腿上,用健侧腿将患侧腿向健侧压。

2. 双腿前后交叉步态,将臀部向患侧倾,躯干向后向健侧倾。

上面这两个方法同时对臀中肌和臀小肌进行牵张。

第三节　腹直肌肌筋膜疼痛触发点

腹直肌位于腹部中线两侧,是一对长带状肌,表面被腹直肌鞘包裹,起自耻骨嵴,向上止于剑突和第 5~7 肋软骨,通过 3 个腱化将腹直肌的肌腹变短,有利于脊柱的分部运动。具有保护、固定腹腔器官的作用,收缩时可使脊柱前屈,侧屈和旋转,同时可缩小腹腔、增加腹压,协助排便、呕吐、分娩。腹压

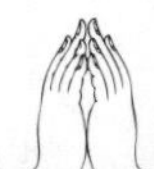

增加还可使膈穹窿上升，协助呼气和咳嗽。腹直肌触发点主要发生在两端的肌腹。在剑突下，腹直肌的第一肌腹的触发点（图 6-3-1）引起的疼痛不在触发点的局部，而是在平行于触发点的背部。如果该处背部的疼痛难以治愈，应该早点考虑背部的疼痛可能来自腹直肌。同样，腹直肌靠近耻骨上近中线的触发点的疼痛（图 6-3-1），在平行于触发点位置的髂翼和骶骨处。所以，这个部位的疼痛，也要考虑是否在腹直肌处有触发点。也就是在这个触发点的更深面，有一小块类似金字塔状的腹直肌，它的触发点疼痛在这小块肌肉的区域，其范围从肚脐到耻骨内侧。腹直肌在肚脐下靠近腹中线有一对（每侧一个）触发点，牵涉痛具有局部性质，就集中在触发点的周围，这是一个易引起腹部内脏功能紊乱的位置。在这个触发点的外侧，就是腹直肌在这个位置的外侧缘，这个触发点一般称为麦氏点，其牵涉痛位置在下腹部上部和中腹部下部，并与肋弓的下缘相连。腹直肌的脐下触发点有时还会与功能性腹泻相关。

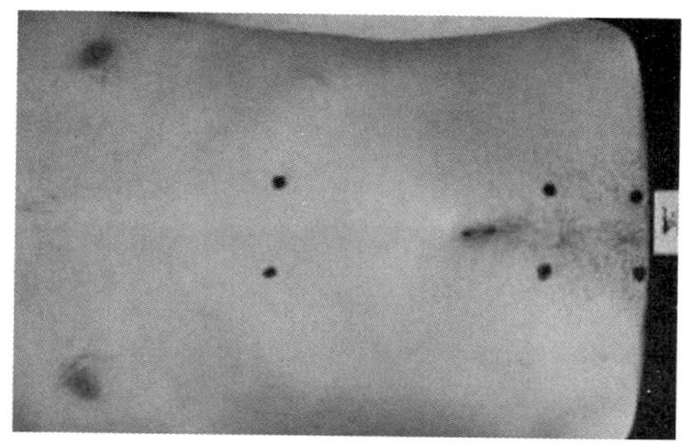

图 6-3-1　腹直肌肌筋膜疼痛触发点

［病因病机］

1. 腹直肌痉挛，临床不是十分常见，主要是由于腹部受凉引起局部血液循环特别是微循环发生障碍，导致肌肉缺血缺氧，肌肉发生痉挛，而产生疼痛。

2. 腹部的暴力外伤或腹部手术，损伤肌肉，使局部组织内出血、水肿、瘀血、胃肠道吸收不良，机化不佳时产生粘连，当腹直肌收缩运动时，因瘢痕牵连而产生疼痛。

3. 在毫无准备的情况下，猛烈的腹直肌收缩，或过于负重而猛烈的肌肉收缩（如负重仰卧起坐训练），部分肌纤维断裂、出血、水肿、粘连产生疼痛。

［临床表现］

1. 腹部疼痛，以脐周明显，阵发性发作。

2. 仰卧起坐时疼痛加重，或因疼痛而根本不能完成此动作。

3. 咳嗽等增加腹压时疼痛加重，热敷可缓解。

［诊断要点］

1. 有腹肌的外伤史，或运动劳损史。

2. 腹直肌的起点、中点或止点压痛，腹直肌可扪及肌紧张。

3. 肌肉收缩试验（+）　即仰卧起坐时疼痛加重或不能完成此动作。

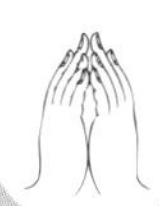

4. 肌肉牵拉试验(+)　即站立位时腰部后伸,腹部挺向前,引起疼痛加重。

［**手法治疗**］

1. 体位

治疗者体位:坐位,面向患者。

患者体位:仰卧,屈髋屈膝。

2. 手法

(1) 一指禅推法:用中等力一指禅推腹直肌疼痛触发点(图 6-3-2),时间 5~6 分钟。

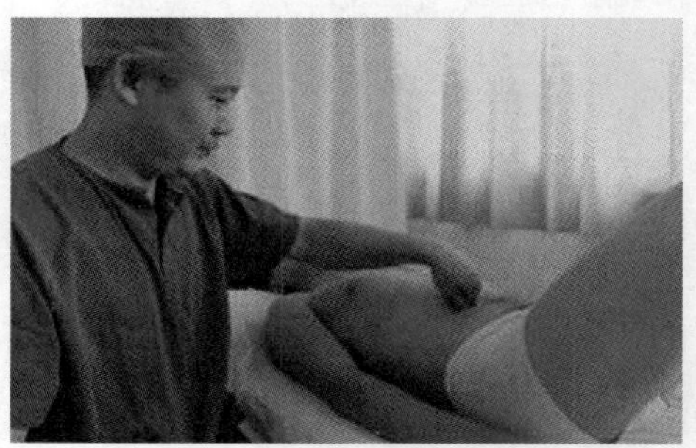

图 6-3-2　一指禅推法

(2) 弹拨法:用中等力中指弹拨腹直肌(图 6-3-3),时间 3 分钟。

(3) 摩法:轻柔摩腹部(图 6-3-4)30 圈。

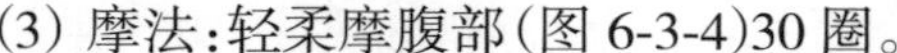

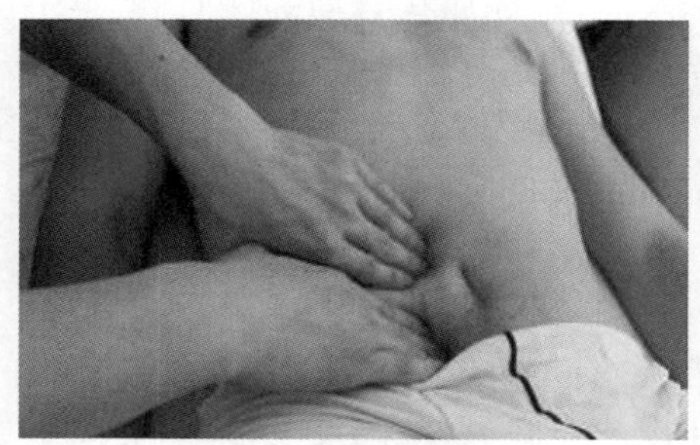

图 6-3-3　弹拨法

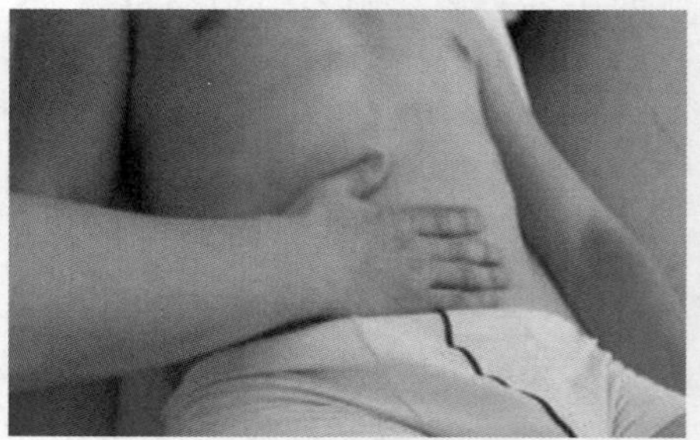

图 6-3-4　摩法

［**注意事项**］

注意对竖脊肌触发点进行治疗处理。

［**腹直肌自我牵张方法**］

1. 仰卧床上,双下肢伸直抬离床面 30°。
2. 双下肢站立平肩宽,双手叉腰后仰。

第四节　腹外斜肌肌筋膜疼痛触发点

腹外斜肌为宽阔扁肌,位于腹前外侧部的浅层,起始部呈锯齿状,起自下位 8 个肋骨的外面,肌束由外上斜向前下方,后部肌束向下止于髂嵴前部,上中部肌束向内移行于腱膜,经腹直肌的前面,并参与构成腹直肌鞘的前层,至腹正中线终于白线。腹外斜肌的作用是前屈、侧屈并向后旋躯干。腹外斜肌

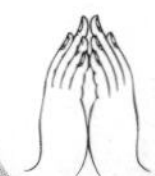

疼痛触发点位于上腹部的肋软骨弓的位置(图 6-4-1),其牵涉痛集中在上腹部,并向上胸的下部和健侧中腹部弥散。腹外斜肌的外侧疼痛触发点沿髂翼上 2cm 的位置分布(图 6-4-2),其牵涉痛集中在右下腹和阴部,并向上腹部、中腹部和健侧腹部不同位置弥散。在腹外斜肌的第十二浮肋的起点位置处有一个疼痛触发点(图 6-4-3),称为嗝点。因为此处的十二肋尖的内面也是膈肌肋膈脚的附着点,一些打嗝不止的患者,常可以针刺该点能使打嗝止住。下腹部的所有腹肌触发点都可以引起功能性腹泻,而以腹外斜肌为主,同时也可造成泌尿系统和生殖系统的功能紊乱,因此需要与泌尿生殖系统疾病相鉴别。

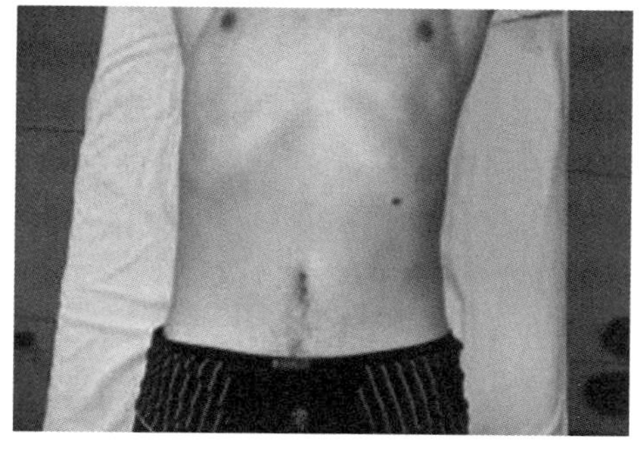

图 6-4-1 腹外斜肌肌筋膜疼痛触发点(1)

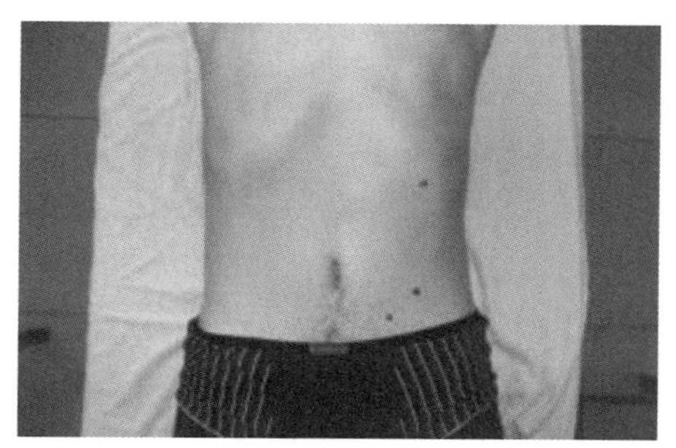

图 6-4-2 腹外斜肌疼痛触发点(2)

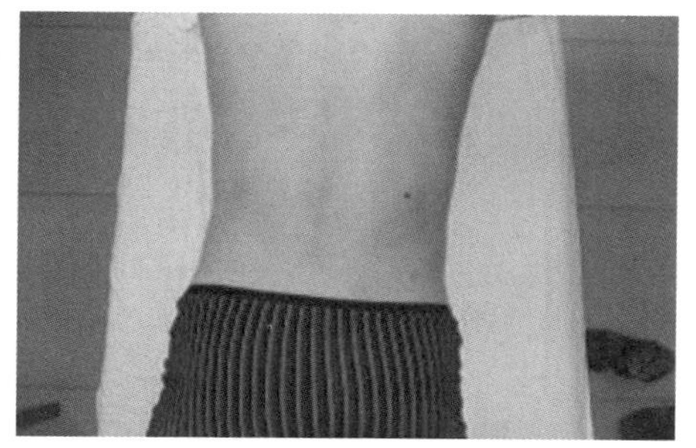

图 6-4-3 腹外斜肌疼痛触发点(3)

[病因病机]

1. 腹外斜肌的损伤一般为外伤引起,当人体躯干处于前屈位时,做向后旋动作而引起腹外斜肌的损伤。

2. 人体频繁前屈旋转活动使腹外斜肋骨或髂嵴附着点发生劳损,由于应力集中于起止点,当其损伤后出现微小血管的撕裂性出血、机化而粘连,使肌肉萎缩,而出现一系列疼痛症状。

[临床表现]

1. 主要症状为疼痛,起点损伤患者多诉肋痛,止点损伤患者多诉腰痛。疼痛向腹股沟放射。

2. 肌肉损伤有时影响呼吸,腰部活动不便。

3. 单侧腹外斜肌病变时,病人多不敢侧屈,躯干稍后旋姿势,双侧病变时

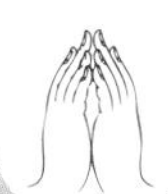

肋骨常下隆,腰部稍前凸位姿势。

[诊断要点]

1. 有外伤史。

2. 在下 8 肋腹外斜肌起点处疼痛,或可触及痛性结节,在止点髂嵴前部处疼痛或可扪及痛性结节或条索状物。

3. 肌肉抗阻试验(+)　躯干前屈旋转时抗阻疼痛加重为阳性。

4. 肌肉牵拉试验(+)　令病人侧屈,后伸旋转时,腹外斜肌被牵拉而产生疼痛加重为阳性。

[手法治疗]

1. 体位

治疗者体位:站立,面向患者。

患者体位:侧卧,先行肋骨处触发点治疗,后仰卧位,行腹前触发点治疗。

2. 手法

(1) 一指禅推法:用中等力一指禅先推腹外斜肌肋骨处疼痛触发点(图 6-4-4),时间 1 分钟,改换体位再推腹前疼痛触发点 2~3 分钟。

(2) 弹拨法:用中等力弹拨腹外斜肌疼痛触发点(图 6-4-5),时间 2~3 分钟。

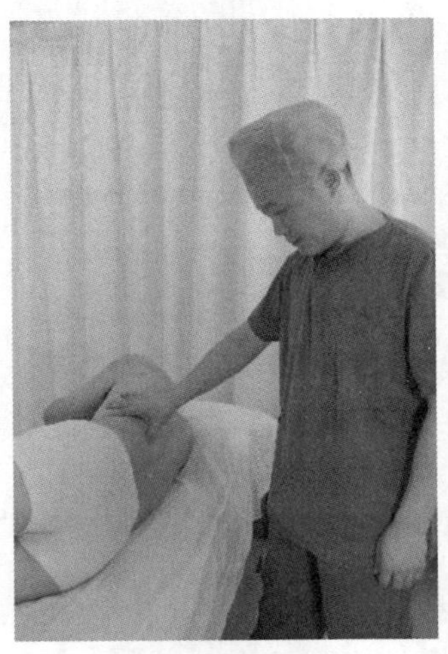

图 6-4-4　一指禅推法

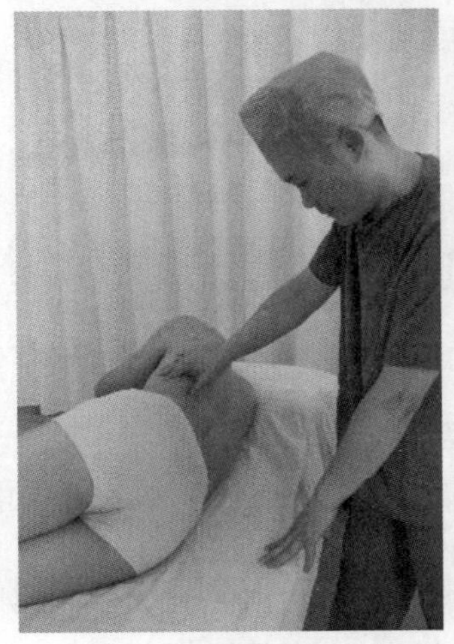

图 6-4-5　弹拨法

(3) 拿法:用中等力拿腹外斜肌(图 6-4-6)3~5 次。

(4) 揉法:用中指面揉拨腹外斜肌疼痛触发点(图 6-4-7),时间 3 分钟。

[注意事项]

下腹部的触发点通常可以激发股部的内收肌的触发点;反过来,内收肌的触发点疼痛也可以活化下腹部肌肉的触发点。因为二者彼此关联,在治疗

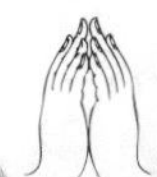

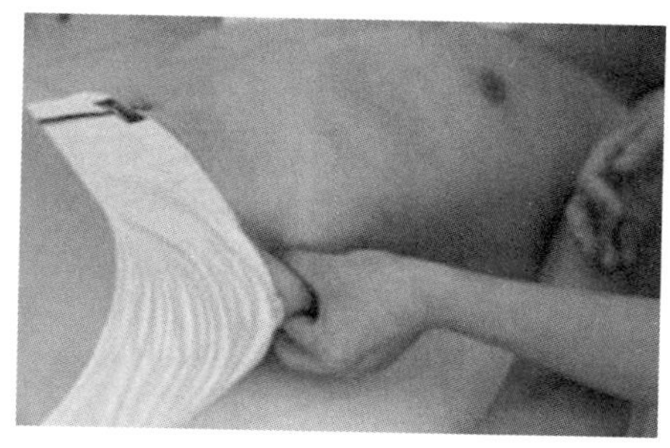

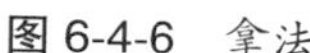

图 6-4-6　拿法

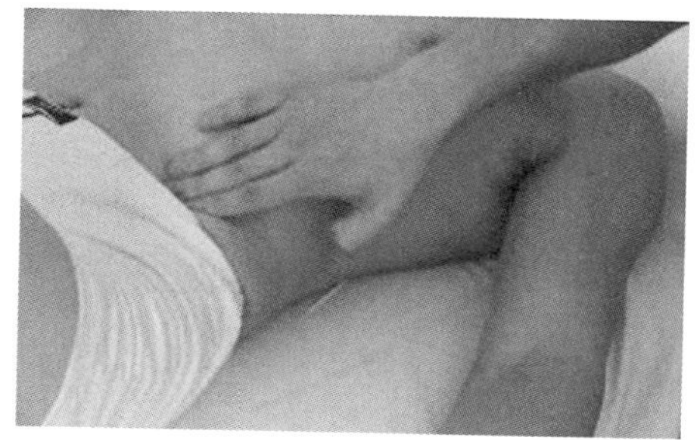

图 6-4-7　揉法

上常需要同时处理。一般来说，如果发现下腹部的触发点，那么关注腹股沟韧带上方和下方骨骼肌的张力和疼痛触发点的确很有必要，而且常常需要检查健侧的腹股沟韧带上下的情况。

[**腹外斜肌自我牵张方法**]

弓步站立，双手叉腰，将上部躯干稍向侧方尽力仰向后，然后两侧交替，可以牵张腹内外斜肌和腹后壁的肌肉。

第五节　臀大肌肌筋膜疼痛触发点

臀大肌是臀部肌肉中最大而又表浅的一块肌肉，覆盖臀部的大部分，略呈四边形，起自髂骨、骶、尾骨及骶结节韧带的背面，肌束斜向下外方，以一厚腱板越过髋关节的后方，止于臀肌粗隆和髂胫束。其在髂嵴后部分、骶骨尾骨背面及骶结节韧带上部分，肌纤维非常粗大，平行向外下延伸，大部分止于髂胫束的深面，小部分止于股骨的臀肌粗隆。臀大肌的功能是后伸并外旋大腿，是髋关节伸展的主要肌肉。臀大肌一般有 3 个部位会产生肌筋膜触发点，但患者除了感到臀部疼痛外，常常无法定位疼痛的部位。

臀大肌共有三个疼痛触发点(图 6-5-1)。臀大肌的第一个触发点一般位于骶骨的下外侧方，其牵涉痛集中于骶骨的外侧缘和臀中缝的外侧缘，并与臀尖外侧的另一集中牵涉痛处相关，同时还向臀下部和股上部弥散。臀大肌的第二个触发点位于臀尖(即：臀皱褶中点)上方，其牵涉痛集中在 4 个地方，触发点周围、骶骨下半部、尾骨和髂嵴下的后外侧，并对几乎整个臀区的弥散。第

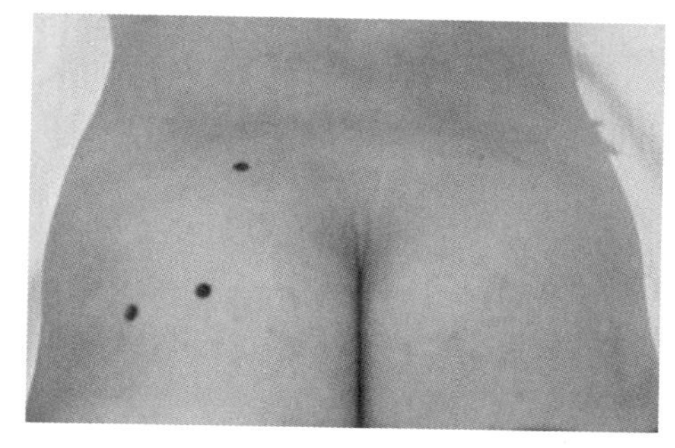

图 6-5-1　臀大肌肌筋膜疼痛触发点

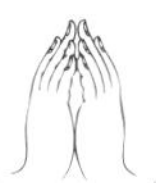

三个臀大肌疼痛触发点位于近臀中缝的最下端，其牵涉痛集中臀中缝和触发点周围，牵涉痛的弥散最少。患有臀大肌触发点后，患者在走上坡路时感到臀部的疼痛加重，特别在向前弯腰时。游泳运动员在做蛙泳缩腿时会有痉挛性疼痛加重，特别在冷水中的情况下。有些患者如果在靠近坐骨结节的牵涉痛会造成坐姿疼痛，而只敢坐一半屁股。有些患者会有尾骨的牵涉痛，在长坐时会躁动不安，试图减少对疼痛部位的压力。

临床医师可以通过观察患者的坐姿，可以考虑有臀大肌问题的可能。患者常常不得不瘸腿走路姿势，多用健侧腿来支撑，并延长健侧腿的支撑相，缩短其摆动相；反过来，缩短受累腿的支撑相，延长其摆动相；以减轻受累臀部的压力。臀大肌张力过大，以致仰卧时膝关节不能被拉到胸部；弯腰伸直膝关节无法摸到大脚趾。一种方法是通过坐位，让膝关节屈曲，仅躯干向前屈，来避免腘绳肌的张力，这样只检查臀大肌的张力；臀大肌有触发点时，躯干前屈困难。臀部可以摸到紧张带。检查臀大肌强度可以让患者俯卧，屈曲膝关节以减少腘绳肌用力，然后抬下肢，观察其强度的变化。

[病因病机]

1. 臀大肌是臀部外侧最表浅的肌肉，因此打击、碰撞、外伤很容易损伤臀大肌。特别是跌倒时臀部着地，肌肉产生损伤，继而出现出血、渗出、粘连等一系列情况。

2. 臀肌对维持人体直立姿势有很大的作用，因此长期站立位工作会使臀肌劳损。

3. 经常坐着的人，因臀大肌长期处于紧张状态，臀肌受自身重力的压迫，使血液循环不良，比较容易产生软组织损伤。

[临床表现]

1. 臀部酸胀疼痛，以久坐及久站时为重，休息后减轻，很少有撕裂样痛。

2. 病人不能久坐，久坐后站立困难。

3. 髂后上棘外侧缘可触及痛性结节或条索状物。

4. 肌肉抗阻试验(+)　髋关节抗阻力后伸可引发或加重疼痛。

5. 肌肉牵拉试验(+)　患者仰卧，屈膝屈髋将膝关节向健侧腹部靠拢时，此时臀部肌肉被牵拉而产生疼痛。

[诊断要点]

1. 臀部酸胀疼痛，以久坐及久站时为重，休息后减轻。

2. 髂后上棘外侧缘可触及痛性结节或条索状物。

3. 肌肉牵拉试验阳性。

[手法治疗]

1. 体位

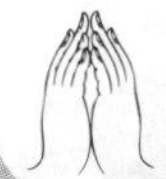

治疗者体位:坐位,面向患者。

患者体位:俯卧,全身放松。

2. 手法

(1) 滚法:用轻柔的滚法逆向滚臀大肌处(图 6-5-2),时间 2~3 分钟。

(2) 一指禅推法:用轻柔的一指禅推臀大肌的疼痛触发点及起止点(图 6-5-3),时间 3 分钟。

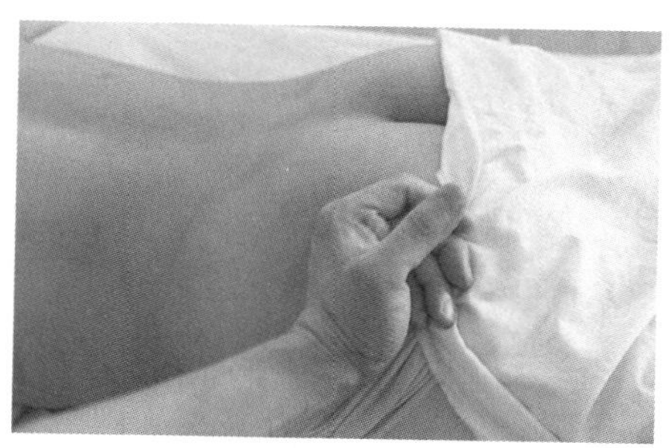

图 6-5-2 滚法

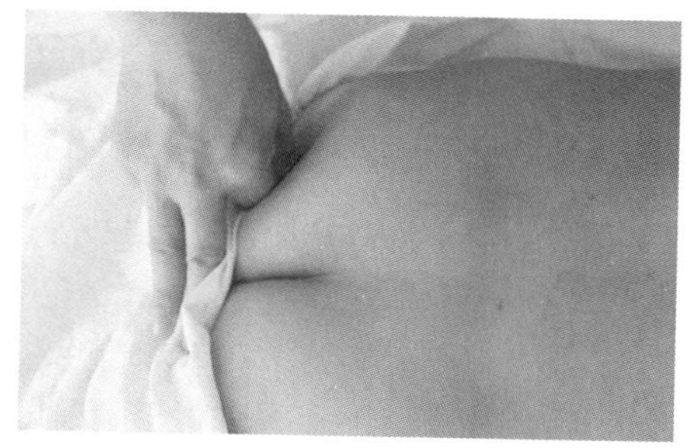

图 6-5-3 一指禅推法

(3) 弹拨法:应用大拇指弹拨臀大肌(图 6-5-4),时间 2 分钟。

(4) 按揉法:用掌根按揉臀大肌处(图 6-5-5),时间 2 分钟。

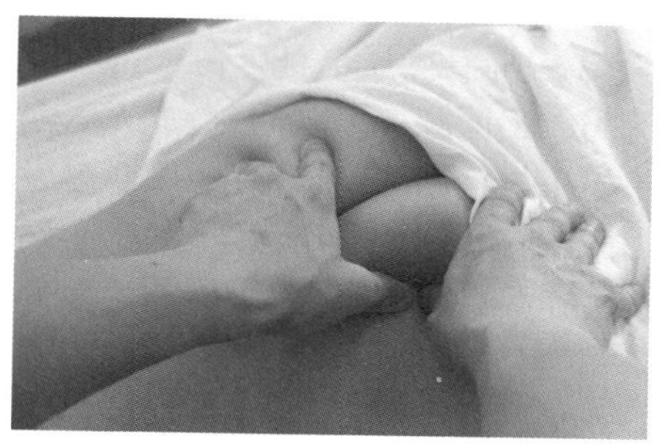

图 6-5-4 弹拨法

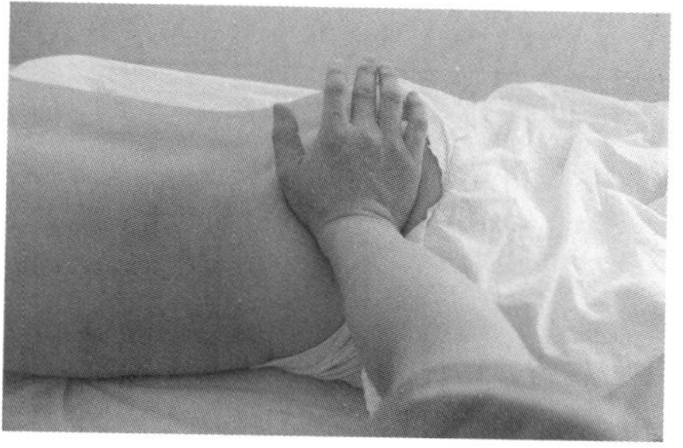

图 6-5-5 按揉法

[注意事项]

臀大肌触发点常常与臀中肌触发点和腘绳肌触发点共发,形成了传统坐骨神经痛的诊断。

[臀大肌自我牵张方法]

1. 坐位,健侧手抓住患侧腿踝关节上方向健侧牵拉,然后患侧手放于膝关节外侧,将患侧腿向健侧用力推。

2. 站位靠墙,重复上述动作。

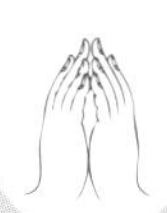

3. 站立伸直膝部，尽力用手摸大脚趾。

第六节　臀中肌肌筋膜疼痛触发点

臀中肌为臀部的中层肌肉，起于髂骨翼外面，髂嵴外唇和阔筋膜背面，成一扁平扇形肌束，斜向外下，集中为一肌腱而止于股骨大转子尖端的上面和外侧面。其多个肌筋膜触发点从后到前，沿着后 2/3 的髂嵴下 2~3cm 位置分布（图 6-6-1），是维持直立的姿势肌。触发点 1 在后髂翼，距骶髂关节有 3~5cm，其牵涉痛呈倒 C 状，集中于后髂翼上腰部到髂嵴最高点处、整个骶髂关节区和骶髂关节下后侧臀部，并几乎弥散到后侧 2/3 的臀部。触发点 2 在触发点 1 的前方，其牵涉痛集中于臀中部，也在臀中部弥散，并向股后偏外弥散。触发点 3 在触发点 2 前方，其牵涉痛集中于整个骶部、双侧骶髂关节，并弥散覆盖在触发点 1 和 2 的位置。患有活化触发点的患者主诉行走时的腰臀部疼痛。并且，在夜间有对睡眠的干扰，因为受压疼痛，患者不能睡在患侧；如果睡着后翻身受压会被痛醒。为了预防这种干扰，患者在仰卧睡觉时，可将一枕头放于两膝关节之间，造成无法全翻身。对这种患者，最好的睡觉姿势是半侧位。如果怀疑患者有臀中肌触发点，要检查患者步态和走路的姿势；而且还要检查患者是否有过长的第二跖骨和较短的一侧下肢。检查臀中肌时，患者需要侧卧在非患侧，上面的股部（髋关节）屈曲 90°；此时，正常情况下，可以把膝部平放到检查床上；如果膝部不能平放到床上，可以说明臀中肌处于短缩张力状态，可能与该肌的触发点有关；也可能是阔筋膜张肌触发点高张所致。在检查姿势下，将股部后伸，可以检查是否有臀中肌力量变弱，并与健侧对比。如果患者仰卧，出现下肢明显外旋，除了臀中肌外，还可能是臀小肌、梨状肌、双孖肌、闭孔肌和股四头肌。

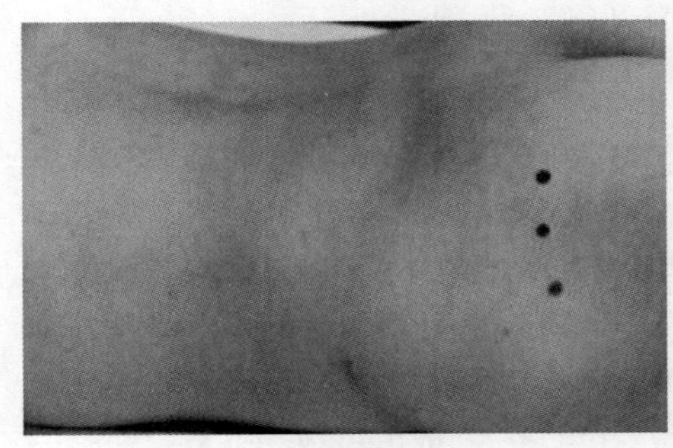

图 6-6-1　臀中肌肌筋膜疼痛触发点

［病因病机］

1. 日常生活中，躯体的活动如行走、下蹲、弯腰等动作，臀中肌都起着重要的作用。因其解剖位置的特点，损伤多见于突然猛烈地外展大腿时，肌肉未能协调一致，而使肌纤维和筋膜损伤，导致出血、渗出、水肿等一系列软伤症。

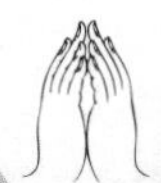

2. 长期维持某些特殊的工作姿势或动作，而导致臀中肌长期处于负重痉挛状态，久之则产生积累性损伤。

3. 长期卧床的患者，特别是侧卧位，易导致臀中肌受压，局部缺血缺氧，肌纤维损伤。

4. 当受风寒刺激时，局部肌纤维因寒冷而收缩，上述症状更加严重，继而诱发臀中肌损伤并使症状加重。

［临床表现］

1. 急慢性发病，腰臀部酸胀不适，疼痛多位于腰臀部的外上方，急性者多疼痛剧烈，拒按，伴有活动障碍。

2. 疼痛向下肢放射，久站久行，可使症状加剧。

3. 也有相当部分患者，无局部症状，仅表现为患侧小腿、踝关节、足部的疼痛，酸胀不适感，甚至小腿发凉、发木、抽筋等现象，活动可减轻。

［诊断要点］

1. 有外伤史或劳损史。

2. 不明原因的患侧小腿、踝关节、足部有疼痛酸胀不适、抽筋等现象。局部无明显压痛，常规治疗效果不佳。

3. 在臀中肌起始部位可扪及痛性结节或条索状物，并向下肢放射。

4. 肌肉收缩试验（+） 患肢单腿站立或大腿用力外展时症状加重。

5. 肌肉牵拉试验（+） 患者仰卧，屈膝屈髋，外展大腿时症状加重。

［手法治疗］

1. 体位

治疗者体位：坐位，面向患者。

患者体位：俯卧，全身放松。

2. 手法

(1) 㨰法：用中等力逆向㨰臀中肌处（图 6-6-2），时间 3 分钟。

(2) 弹拨法：用中等力大拇指弹拨臀中肌（图 6-6-3），时间 3 分钟。

(3) 肘点法：用肘尖点臀中肌疼痛触发点及起止点（图 6-6-4），时间 2 分钟。

(4) 掌揉法：用掌根揉臀中肌（图 6-6-5），时间 1 分钟。

［注意事项］

臀中肌触发点常常与腰方肌触发点和腘绳肌触发点共发，形成了传统坐骨神经痛的诊断。该肌与阔筋膜张肌触发点共发时，过去常常被认为是臀上皮神经综合征。

［臀中肌自我牵张法］

同臀大肌牵张法。

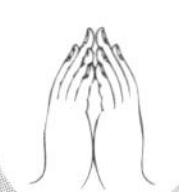

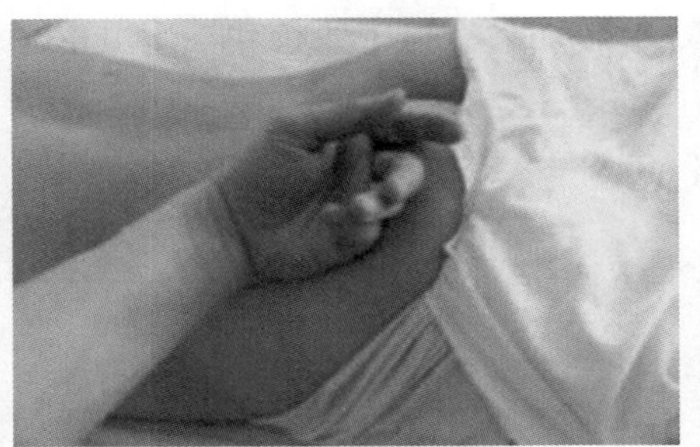
图 6-6-2　㨰法

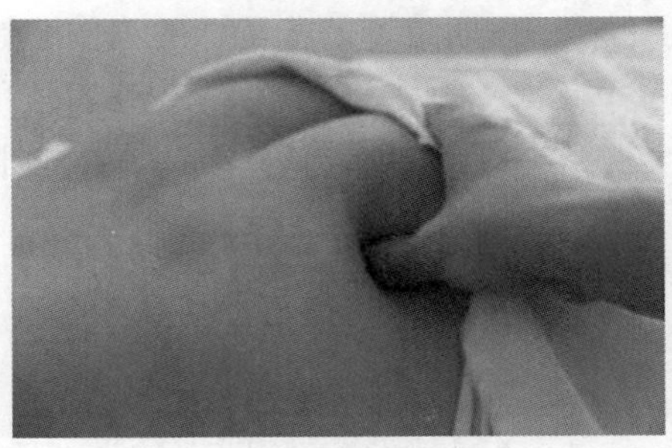
图 6-6-3　弹拨法

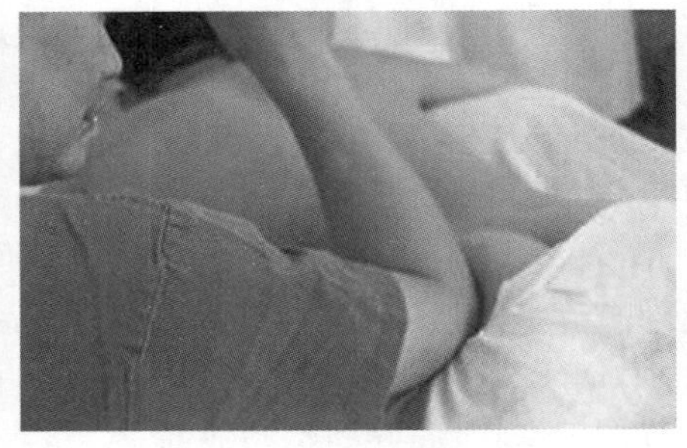
图 6-6-4　肘点法

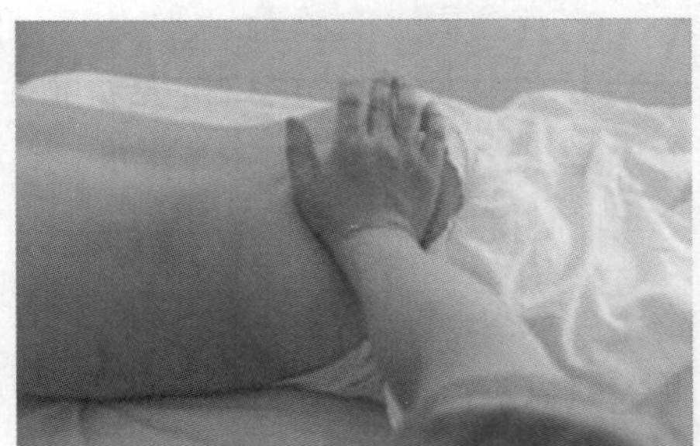
图 6-6-5　掌揉法

第七节　臀小肌肌筋膜疼痛触发点

臀小肌位于臀中肌的深面，为臀部最深层的肌肉，对于维持人体的直立功能非常重要，多个不同大小的触发点会在该肌发生。臀小肌触发点有两种构型：纵向排列和横向排列的触发点。纵向排列的臀小肌触发点位于股骨大转子的上方和髂前上棘的后方(图6-7-1)，其牵涉痛集中分布于臀中下方、股部的外侧和小腿后外侧到外踝部。因此，臀小肌的疼痛可以造成类似腰4—腰5和腰5—骶1椎间盘突出症状，如果误诊将造成不必要的腰椎手术。横向排列臀小肌触发点位于臀大肌和臀中肌的深面，在下半髂嵴的位置处，其牵涉痛的范围也较广泛，集中在臀后部、股后部、小腿后上部，弥散范围却在臀小肌区及集中区的旁边、腘窝；类似

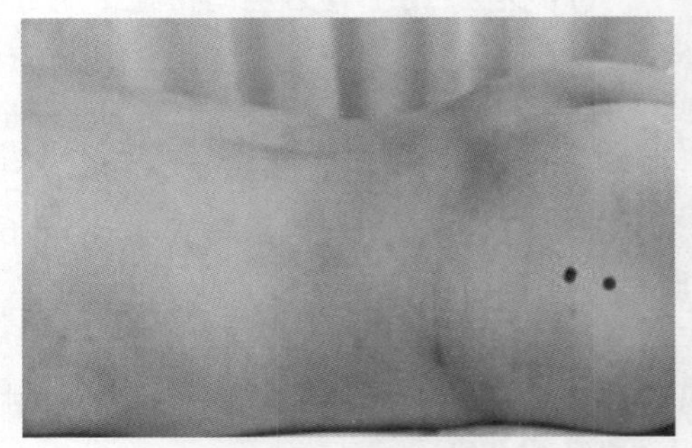
图 6-7-1　臀小肌肌筋膜疼痛触发点

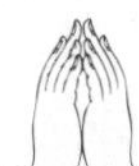

坐骨神经疼痛的范围,鉴别诊断时需要注意。

臀小肌触发点活化,患者主诉在行走时有明显的髋部疼痛和痉挛。也不能躺在患侧,夜间可因翻身而痛醒。也无法久坐,久坐后从椅子站立困难和僵直。臀小肌的触发点疼痛常常是持续的和进行性加重的,患者无法自己找到可以缓解的位置和牵张方法,无论是躺下和行走都不舒服。

患者总是有不同程度的疼痛步态,以致行走笨拙或不得不用拐杖行走。臀小肌触发点较重时,患者由于内收受限不能将患侧腿架到健侧膝上。牵涉痛的区域可有疼痛敏感和麻木。

[病因病机]

1. 由于髋关节运动功能复杂,有 3 个运动轴即前屈、后伸,内旋、外旋,内收、外展等,髋关节在伸直、内旋时,因骨性解剖关系发生交锁,所以易发生肌肉的损伤。

2. 髋臼呈倒置的环形,约占球面 2/3,当髋关节在做联合运动时,因参与肌肉在没有准备的情况下出现收缩不协调而产生损伤,发生水肿、渗出、粘连等软组织损伤症状。

[临床症状]

1. 患者出现臀部疼痛;

2. 髋关节有弹响疼痛并向下肢放射,使下肢运动受限;

3. 下蹲及下肢外展时疼痛为甚。

[诊断要点]

1. 有外伤史或长期的劳损史。

2. 臀部臀小肌前外侧肌腹和起点髂前上棘后侧缘处,可扪及深在的痛性结节或条索状物。

3. 肌肉牵拉试验(+) 患者仰卧屈膝屈髋,将膝关节向健侧腹部靠拢,即髋关节处于内收位,此时臀小肌处于牵伸位,而产生疼痛即为阳性。

4. 肌肉收缩试验(+) 下肢下蹲或外展时臀小肌处于收缩状态,产生疼痛即为阳性。

[手法治疗]

1. 体位

治疗者体位:坐位,面向患者。

患者体位:俯卧,全身放松。

2. 手法

(1) 一指禅推法:用较大力量一指禅推臀小肌疼痛触发点及起止点(图 6-7-2),时间 2~3 分钟。

(2) 弹拨法:用大拇指较大力量弹拨臀小肌处(图 6-7-3),时间 2 分钟。

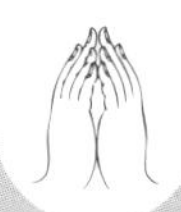

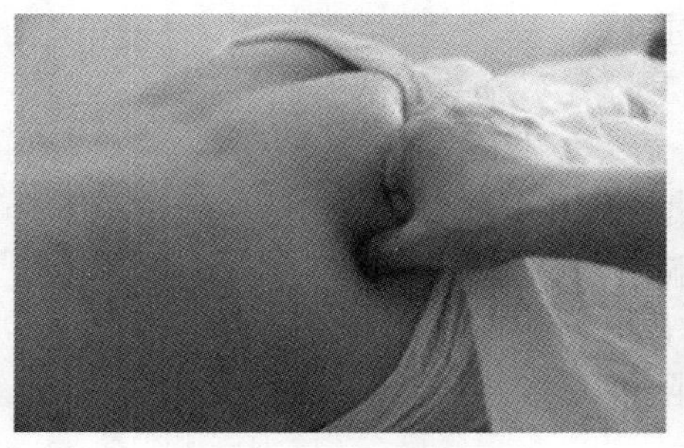

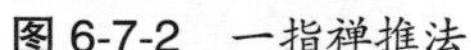
图 6-7-2　一指禅推法

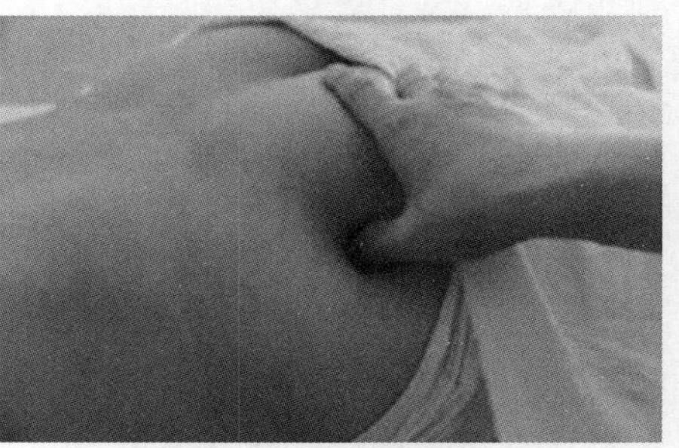
图 6-7-3　弹拨法

(3) 肘点法：用肘尖点按臀小肌疼痛触发点及起止点（图 6-7-4），时间 2 分钟。

(4) 掌揉法：用掌根揉臀小肌处（图 6-7-5），时间 2 分钟。

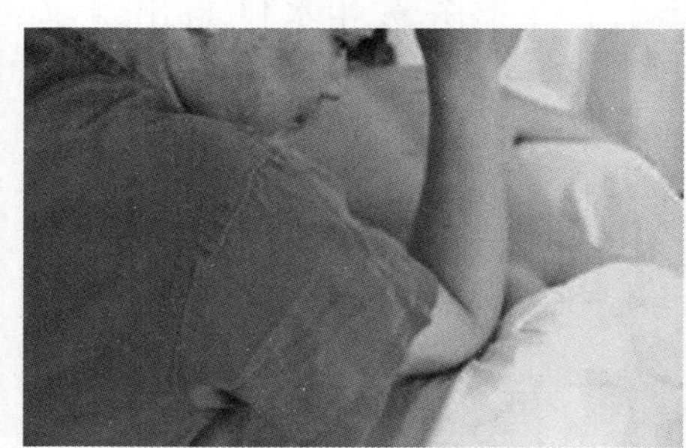
图 6-7-4　肘点法

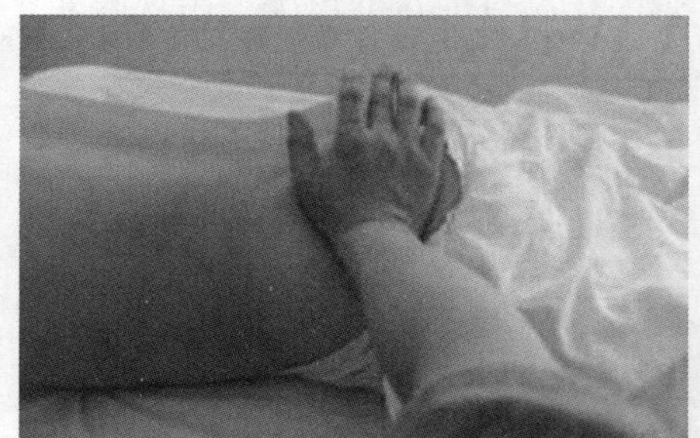
图 6-7-5　掌揉法

[注意事项]

常与臀中肌触发点、腰方肌触发点和髂腰肌触发点共发，需要小心诊断。

[臀小肌自我牵张法]

交叉步态，患侧腿在后方，稍下蹲站立，健侧手扶墙，将患侧髋部患侧顶出，躯干向健侧倾。

第八节　梨状肌肌筋膜疼痛触发点

梨状肌的位置较深，其下或间有坐骨神经通过。简单来说，梨状肌疼痛触发点在两个部位出现，一个在近骶孔位置，一个在远端肌腹出现（图 6-8-1）；前者的牵涉痛集中在骶孔周围，后者牵涉痛范围较大集中在臀后外侧；二者在臀部较大面积和股后部有较大的弥散。触发点造成该肌的缩短可造成对

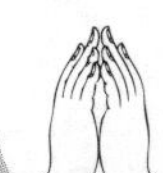

坐骨神经的压迫。但是,从复杂的角度来看,梨状肌和其他的臀部外旋肌的临床症状和疼痛相当复杂。梨状肌触发点活化后,并且可以压迫坐骨神经和其他神经,还可以造成其他外旋肌和骶髂关节的功能失调,而产生不同的症状。因此,病人的症状不一,而且多变化。不同的患者感觉到的疼痛部位不同,而且很多可以在下背部、腹股沟部、会阴部、臀部、髋部、股后部、腿部、还有直肠部出现。患者可出现坐时疼痛加重,长时间屈髋内收内旋时疼痛加重,活动时加重;而且,有的病人会感到疼痛下肢肿胀,性功能丧失,如女性性交痛,男性勃起疼痛。女性比男性多见,大概6:1,很多妇科的疼痛常与该肌有关。腰5和骶1症状也常来自梨状肌触发点。

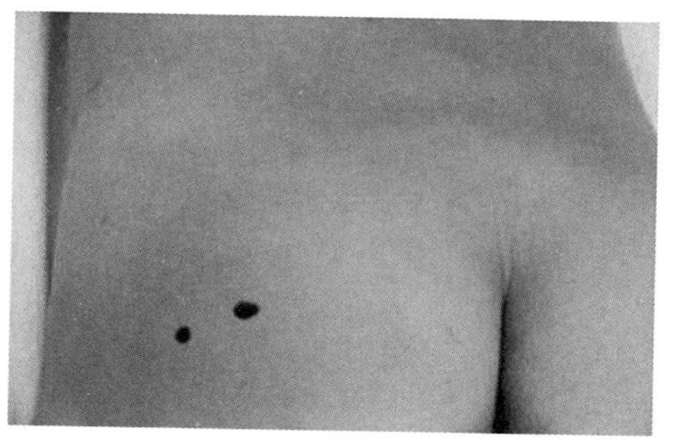

图 6-8-1 梨状肌肌筋膜疼痛触发点

过去说的梨状肌综合征其实与肌筋膜触发点有关,即:梨状肌上有触发点的活化。现代认为梨状肌综合征的诊断应该有三个特殊的条件形成:①在梨状肌上有活化的肌筋膜疼痛触发点,②在骶骨大孔处有神经血管被压迫,③骶髂关节功能失调。过去的观点只强调了神经血管被压迫这个条件,而事实上,神经血管被压迫首先是由于梨状肌触发点的形成,造成了肌肉的短缩,然后才导致压迫。现代临床研究还认为,骶髂关节的功能失调伴有骶髂关节的微小错位,其实也因为梨状肌触发点引发的肌肉高张力所致。因此,灭活梨状肌触发点,放松该肌后予手法纠正也是必要的,否则会再使梨状肌触发点复发。梨状肌触发点引起的臀部疼痛是由于臀上和臀下神经受压的结果,然后最终造成臀肌的萎缩。骶髂关节疼痛是由于骶髂关节功能失调等原因。股后部的疼痛被认为有股后皮神经受压;如果有明显坐骨神经受压会表现为小腿、足部的疼痛、感觉过敏和麻木。如果有阴部神经的受压会有会阴部的疼痛,会产生与性活动有关的麻烦,或者还有腹股沟的疼痛。如果疼痛出现在大转子后部,那么是支配双孖肌、闭孔肌和股四头肌的神经受压,而且这些肌肉也出现了高张力现象。

[**病因病机**]

1. 下肢的屈伸、展、旋任何活动对梨状肌均有影响,因此当极度的髋关节外展外旋等急性扭伤,极易损伤梨状肌,突然由蹲位站起时,因各肌肉协调不一致也易损伤梨状肌,另外臀部的外伤也可直接或间接导致梨状肌损伤。

2. 慢性劳损或感受风寒湿邪:如骶髂关节炎,炎症波及梨状肌起点,使梨状肌发生损伤。

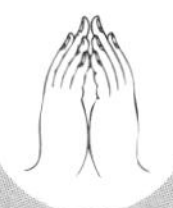

［临床表现］

1. 起病可急可缓，病人主诉臀部疼痛，一般在臀中部位相当于梨状肌投影部位，并向髋部与大腿后侧，小腿后外侧直至足趾放射，以劳累后加重。

2. 约 75% 的病人有间歇性跛行，休息后减轻，有时疼痛向阴部放射，会阴部的胀感，阴囊、睾丸抽痛、阳痿，排便异常等。

3. 有些患者可出现患肢发紧、发凉等症状。

4. 大小便、咳嗽等增加腹压的动作可诱发患肢疼痛加重，或窜痛加重。

［诊断要点］

1. 有外伤史及慢性劳损史。

2. 臀部疼痛向下肢放射痛，伴有发麻，病程长者可见臀部及小腿肌肉萎缩。

3. 触诊有梨状肌紧张、压痛，偶尔感到部分肌束呈条索状隆起，臀点、腘窝点等坐骨神经径路常有显著的压痛，但臀部一般无压痛。

4. 直腿抬高试验　令病人仰卧，患肢抬高 30°~60° 时逐渐加重，而抬高超过 60° 后，疼痛反而减轻。此外，亦常见小腿外侧皮肤感觉过敏或减退及跟腱反射改变等。

5. 膝外侧阻力试验阳性：检查者将手放于患者膝外侧施加阻力，要患者出力用膝去顶检查者的手，阳性时患者无力或膝部抖动，并且有臀部的疼痛。

［手法治疗］

1. 体位

治疗者体位：坐位，面向患者。

患者体位：俯卧，全身放松。

2. 手法

(1) 㨰法：用较大力量逆向梨状肌肌纤维方向㨰（图 6-8-2），时间 3 分钟。

(2) 一指禅推法：用较大力量一指禅推梨状肌疼痛触发点及起止点（图 6-8-3），时间 2~3 分钟。

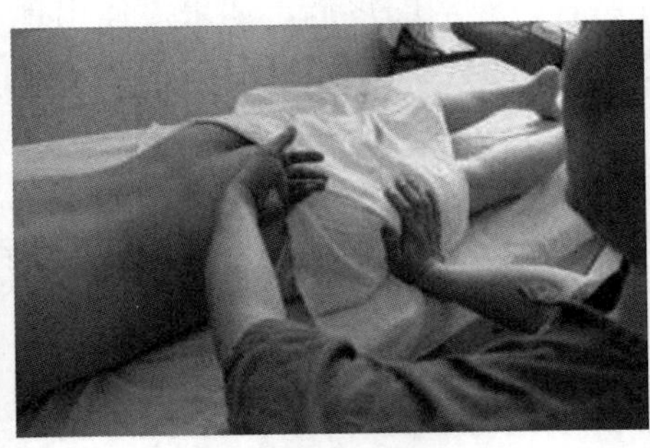

图 6-8-2　㨰法

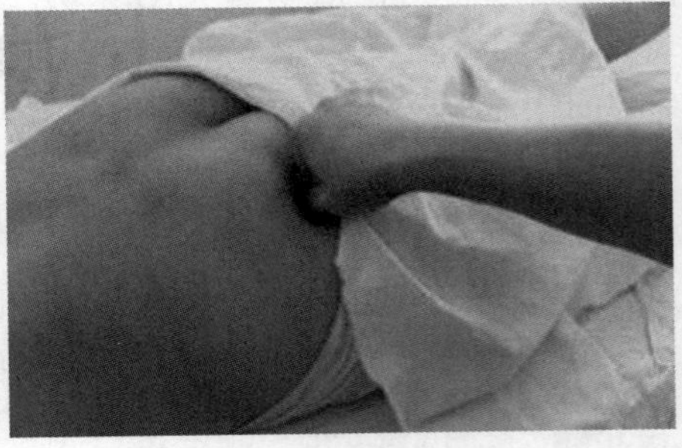

图 6-8-3　一指禅推法

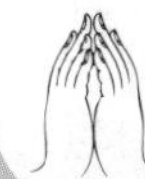

(3) 肘点法：用肘尖点按梨状肌疼痛触发点及起止点(图 6-8-4)，时间 2~3 分钟。

(4) 掌揉法：用掌根按揉梨状肌疼痛触发点及起止点(图 6-8-5)，时间 2 分钟。

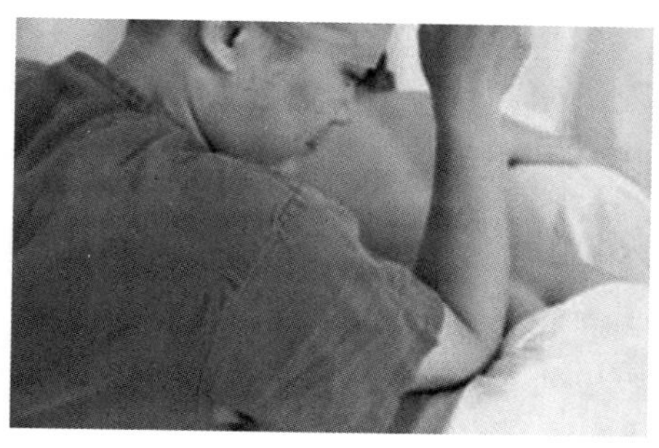

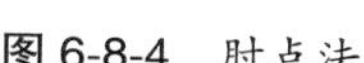

图 6-8-4　肘点法

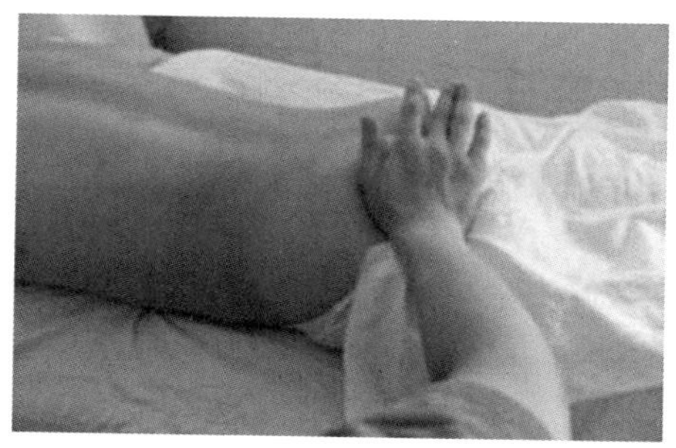

图 6-8-5　掌揉法

[**注意事项**]

对坐骨神经的压迫，会引起其他外旋肌的触发点，以及背侧股部肌肉和小腿后部肌的触发点。

[**梨状肌自我牵张方法**]

坐位、靠墙站立位或仰卧位下，将膝部向健侧拉，最好固定住骨盆。

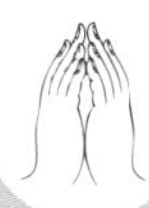

第 七 章

腿部肌筋膜疼痛触发点

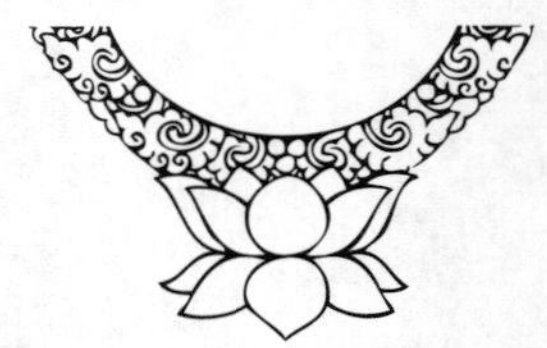

第一节 阔筋膜张肌肌筋膜疼痛触发点

阔筋膜张肌位于髂部的前外侧，在股骨中上 1/3 的外侧处形成髂胫束。阔筋膜张肌疼痛触发点位于髂前上棘后下 3cm（图 7-1-1）；一般情况下，其牵涉痛的位置在整个股外侧部，而重痛集中在股外侧的中部和上部。但是，患有活化触发点的患者最初只会主诉髋部疼痛和大转子区域的酸痛；有些患者还会告诉医师，疼痛沿股外侧延伸至膝部；而且患者常无法忍受长时间以髋屈 90°位姿势坐立，也无法快速走路。因压到大转子，患者侧卧于患侧会感到非常不舒服，甚至由于增加了髂胫束的张力而不能侧卧于健侧，除非在双膝间加置一枕头。因此，患者只能仰卧姿势睡觉。患者站立时会稍微屈髋以减少疼痛，而且作向后靠和过伸髋关节时有困难，这种情况在髂腰肌、臀中肌前部和臀小肌触发点也可出现。可以在患者仰卧时检查阔筋膜张肌的张力。方法是患者仰卧，令其用双手抱住健侧肢体靠近腹部，受累肢则从检查床尾边放下，然后用手将后伸的受累肢体推向内侧。如果股内收受限于 15°内，而且股外侧沟加深，则说明阔筋膜张肌存在过大张力和触发点；当用手将后伸的受累肢体推向外侧时，股外展受限在 15°内，说明髂腰肌存在过大张力和触发点。患者侧卧于健侧，将患侧外展抬起，检查者用手施加压力于该腿，另一手触摸阔筋膜张肌和臀肌，这样做一是检

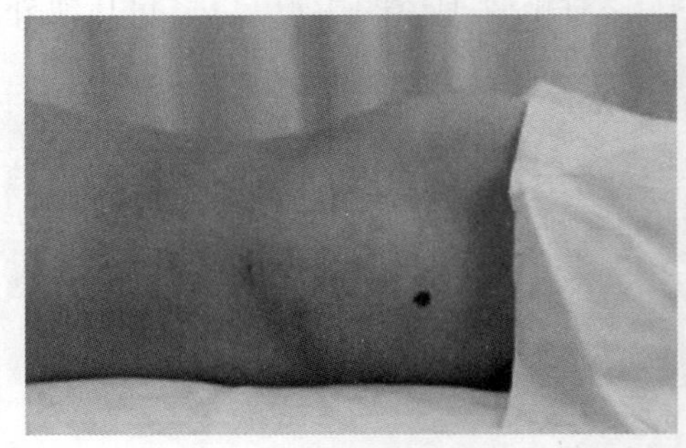

图 7-1-1 阔筋膜张肌肌筋膜疼痛触发点

查它们的强度，二是可以诱发病人出现髋部的疼痛。

［病因病机］

1. 由于人体大腿部位的肌肉体积大、力量足、活动频繁，故使阔筋膜张肌张力增大，产生摩擦的机会增多。

2. 阔筋膜张肌位置表浅，易受外邪风寒湿和外伤等因素的影响而发生病变，日久使其变粗增厚或挛缩，重者可影响髋关节的内收。

3. 经常弯腰和坐位工作时，髋关节处于屈曲位，使阔筋膜张肌处于前屈状态，日久该肌劳损缩短变性，发生无菌性炎症。

4. 一侧下肢或腰部病变，使患者只能用健侧下肢单腿负重，行走，久之则使阔筋膜张肌充血，组织液渗出消肿，出现肿胀、疼痛。

［临床表现］

1. 阔筋膜张肌损伤的临床表现复杂，除本身疼痛，大腿内收受阻外，因其无菌炎性产物的刺激，特别是起点损伤可刺激缝匠肌，产生缝匠肌症状，如膝关节内侧痛。

2. 因其紧张的髂胫束经过大转子外侧，髋关节活动时产生摩擦而发生弹响，髂胫束挛缩可引起髋关节屈曲、外展、外旋及膝关节屈曲外翻，小腿外旋畸形，由此并能产生足部代偿性与马蹄内翻畸形。

3. 髂胫束损伤能导致骨盆段不正和代偿性脊柱侧凸，双侧损伤时可引起腰前凸明显增大。

［诊断要点］

1. 大腿外侧有挫伤史，或膝关节屈曲劳损史。

2. 髂胫束循行部位压痛，以髂前上棘外侧髂嵴、胫骨外髁及大粗隆附近多见。

3. 髂胫束牵拉试验（+） 患者仰卧，下肢伸直，将患侧下肢内收时，此时髂胫束被拉长，产生疼痛。

4. 髂胫束紧张试验（+） 患者仰卧，双下肢，屈膝屈髋以消除腰椎前凸的影响，检查者一手握患肢踝部，屈膝 90°，另一手固定骨盆，然后外展患侧大腿，同时伸直大腿，使之与躯干处于同一直线（即水平位）。正常时，若迅速除去支持，则因阔筋膜张肌收缩，患肢缓慢下落，如髂胫束存在挛缩，则肢体可出现被动的维持于外展位，并可在髂嵴与大粗隆间触及髂胫束，即髂胫束紧张试验为阳性。

［手法治疗］

1. 体位

治疗者体位：站位，面向患者。

患者体位：侧卧，患侧在上，患侧稍屈髋屈膝，全身放松。

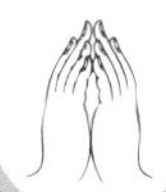

2. 手法

(1) 一指禅推法：用轻柔的一指禅推阔筋膜张肌疼痛触发点及起止点（图 7-1-2），时间 2 分钟。

(2) 掌揉法：用掌根揉阔筋膜张肌、髂胫束处（图 7-1-3），时间 3 分钟。

(3) 掌推法：掌根从上向下推直至膝部（图 7-1-4）3~5 次。

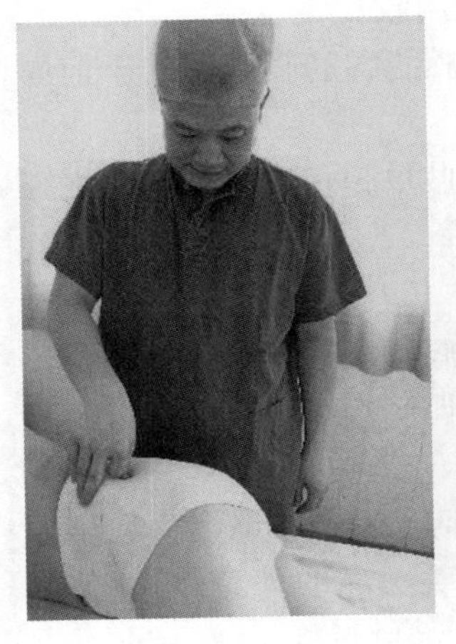
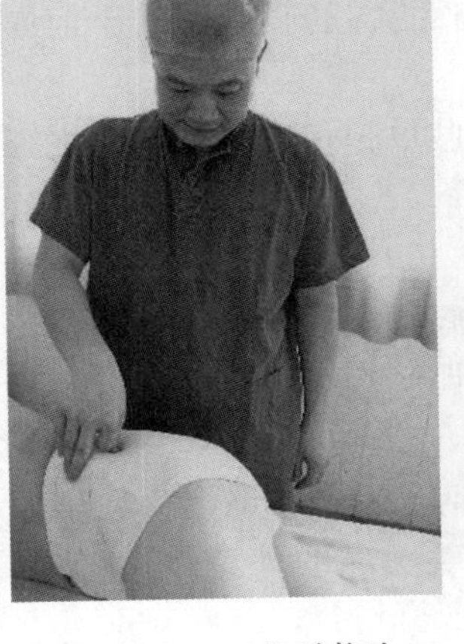

图 7-1-2　一指禅推法

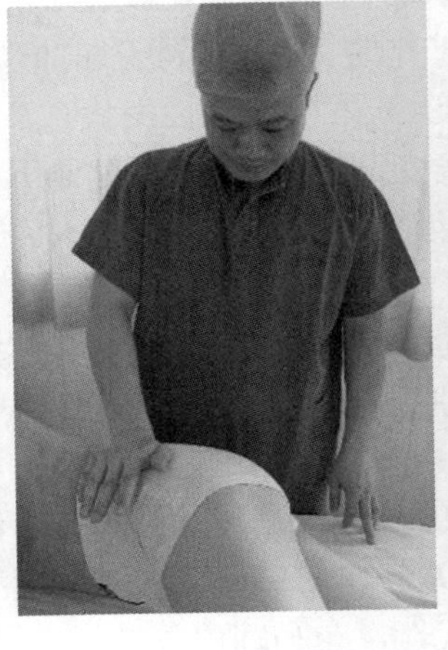

图 7-1-3　掌揉法

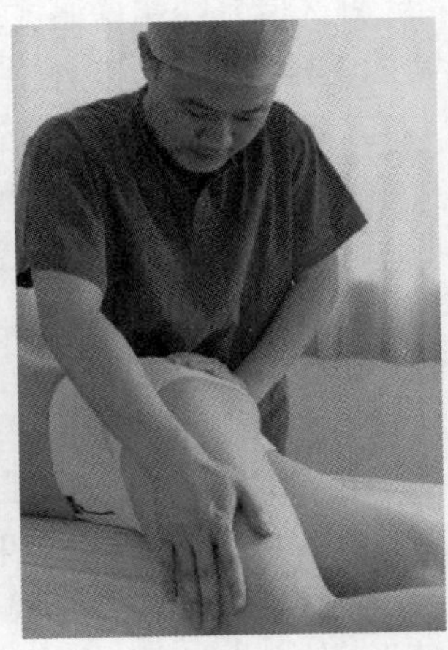

图 7-1-4　掌推法

［注意事项］

注意检查股外侧肌。

［阔筋膜张肌自我牵张方法］

靠墙站立，用健侧手从健侧肢体的后面抓住患侧肢体的足踝部，然后用力患侧肢体提起，使处于屈膝和伸直髋部状态，并向后伸髋。

第二节　缝匠肌肌筋膜疼痛触发点

缝匠肌是一条非常长的肌，据说是根据旧时缝鞋之人用双膝内侧内收内旋纳鞋底时常用此肌而命名的。缝匠肌的肌腹常有 3 处发生活化的触发点（图 7-2-1）：上部触发点上股部，其牵涉痛在腹股沟下从前外侧斜到前内侧弥散；中部触发点位于股中部的内侧，其牵涉痛也在股中部前内侧到内侧弥散；下部触

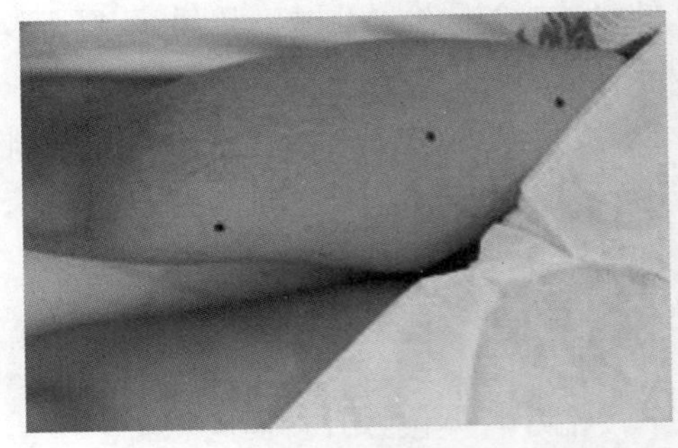

图 7-2-1　缝匠肌肌筋膜疼痛触发点

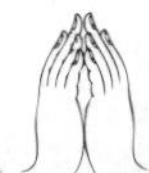

发点位于股下部内侧,其牵涉痛沿股下部内侧弥散,一直到髌骨或膝内侧表面,但没有膝的深部疼痛。缝匠肌的上部触发点可以压迫股外侧皮神经,会造成股前外侧部的麻木、触痛和感觉迟钝。缝匠肌触发点常常在其他肌触发点被灭活后而突出表现出来。这块肌肉的触发点不会限制腿的运动,不会引起腿部的功能障碍,也不会造成运动范围的减少;但是,该肌触发点的疼痛和力量变弱可以测试出来。患者坐位屈膝90°,外旋股部时,加以阻力;可测试该肌力量,如有疼痛和力量变弱,说明有该肌触发点。如果该肌出现下部触发点,有时会在膝部附着点处摸到张力结节;该肌出现上部触发点可以在髂前上棘处摸到疼痛结节,此处可能压迫股外侧皮神经。

［病因病机］

1. 缝匠肌因其跨越髋关节和膝关节,且两个关节的活动范围及活动轴多的特点,运动时动作复杂,参与的肌肉较多,在人体无准备的情况下突然做某一下肢动作,各肌群之间未能协调一致,导致肌肉产生损伤。

2. 长期从事踢毽子的人或经常开车踩离合器、油门的人,因缝匠肌始终处于一个收缩、放松、收缩的状态,所以易形成劳损。

3. 快速短跑的运动员,因其髋关节快速地屈伸,也易导致缝匠肌损伤。

［临床表现］

1. 患者髋关节处疼痛,膝关节内侧疼痛。

2. 患者行走困难,以抬腿时疼痛明显,行走跛行,髋关节处于内收、内旋位。

3. 髂前上棘及胫骨粗隆处压痛明显,沿缝匠肌直行方向可触及紧张的肌腹。

［诊断要点］

1. 患者髋关节处疼痛,膝关节内侧疼痛,行走困难,抬腿时疼痛加重。

2. 缝匠肌起点、髂前上棘处可扪及痛性结节或条索,膝关节内侧胫骨粗隆可扪及痛性结节或条索。

3. 缝匠肌收缩试验(+)　患者髋关节屈曲、外展,膝关节屈曲和旋内的动作即踢毽子,此时缝匠肌处于收缩状态疼痛加重,或因疼痛根本不能完成此动作。

4. 缝匠肌牵伸试验(+)　即患者仰卧将下肢伸直,将髋关节呈内旋位后伸展髋关节,此时缝匠肌处于紧张牵伸状态,疼痛加重,即为阳性。

［手法治疗］

1. 体位

治疗者体位:坐位,面向患者。

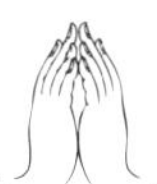

患者体位：仰卧，全身放松。

2. 手法

（1）一指禅推法：用轻柔的一指禅推缝匠肌疼痛触发点（图 7-2-2），时间 3 分钟。

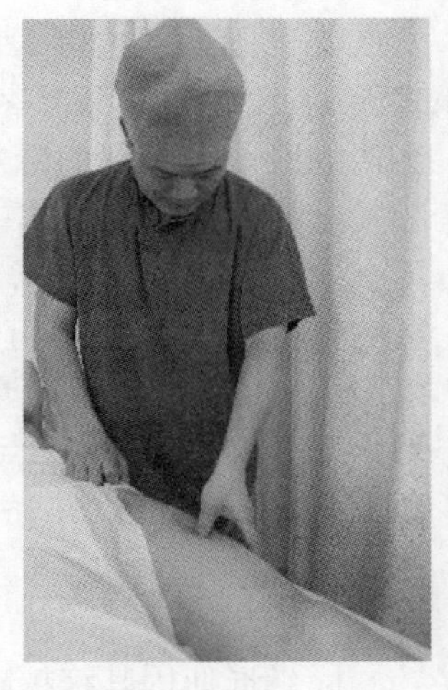

图 7-2-2 一指禅推法

（2）弹拨法：用轻柔的力量弹拨缝匠肌（图 7-2-3），时间 2~3 分钟。

（3）掌推法：顺着缝匠肌肌纤维走向用掌根推（图 7-2-4）3~5 次。

［注意事项］

注意对股四头肌和股内收肌触发点进行治疗处理。

［缝匠肌自我牵张方法］

仰卧或坐位，屈膝，将股部极度内收、内旋。

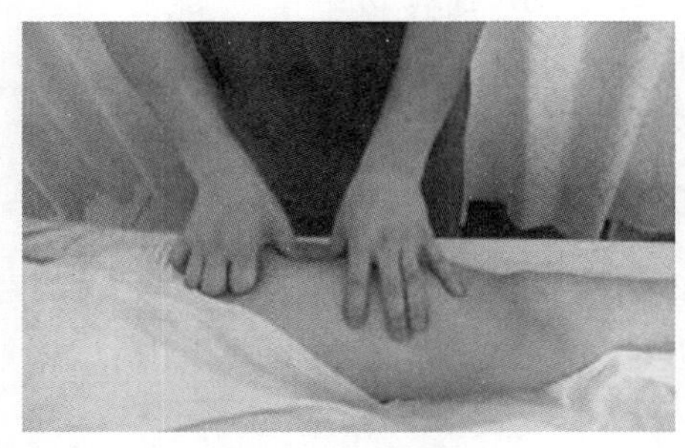

图 7-2-3 弹拨法

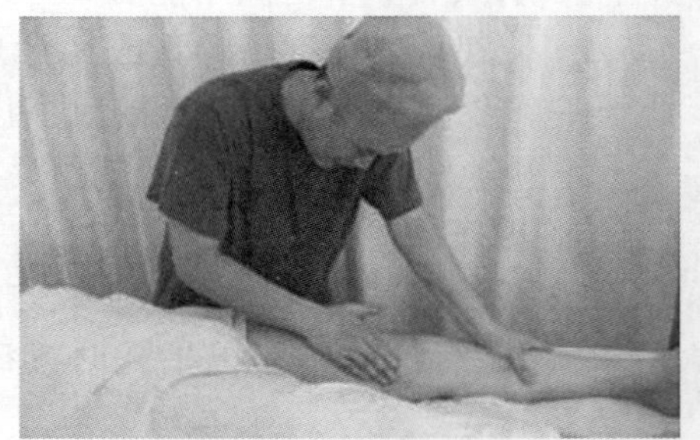

图 7-2-4 掌推法

第三节 股四头肌肌筋膜疼痛触发点

股四头肌有四个不同位置的起点，因此分为四个头和四块肌肉；每一块肌肉都有自己特征位置的触发点，各肌触发点的牵涉痛位置都不一样，它们的牵涉痛多数都涉及膝关节，引起膝关节部位的疼痛。一种在孩子时期出现的膝关节疼痛或小腿疼痛，其实就是股四头肌和腓肠肌触发点活化造成的，传统总认为是生长性疼痛。

如果怀疑有股四头肌的触发点，一定要检查髌骨。通过检查膝伸直时的髌骨，可以发现是否股四头肌的某个部分有过大的张力。髌骨在膝伸直和休息状态时，正常处于向外侧方向的半脱位状态。只要怀疑股四头肌存在触发点，临床医师就要注意检查髌骨在这个位置的活动度。在股四头肌触发点情

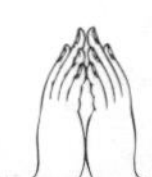

况下，髌骨外侧活动受限，但不会锁住。如果有远端股外侧肌触发点的活化，髌骨的所有被动活动会消失，髌骨被固定或被锁住。特别在髌骨向下被动移动受限时，病人不能使膝关节完全伸直，或者膝关节屈曲不能超过 5°。如果试图被动移动髌骨会产生摩擦声，表示有异常压力对抗股骨或有关节软骨表面的损伤。如果股外侧肌触发点严重程度较轻，张力较小，那么只会出现髌骨中部活动受限。

在股四头肌中，股直肌是唯一横跨两个关节的肌肉。股直肌疼痛触发点位于股直肌起点下，在髂前上棘与髌骨的连线和大转子到耻骨联合连线的交点位置(图 7-3-1)；其牵涉痛集中于髌骨前，并向髌骨周围弥散。患有股直肌触发点的患者常常会因股前疼痛而出现夜间痛醒，此时髋处于屈曲和膝伸直状态。患者常主诉上、下楼梯时，膝关节疼痛和无力。检查时可以让患者俯卧，使患者肢体伸髋屈膝以检查股直肌的张力；在这个动作下，正常情况通常脚后跟可以碰到臀部，如果脚后跟不能碰到臀部而且出现疼痛，则实验结果呈阳性。

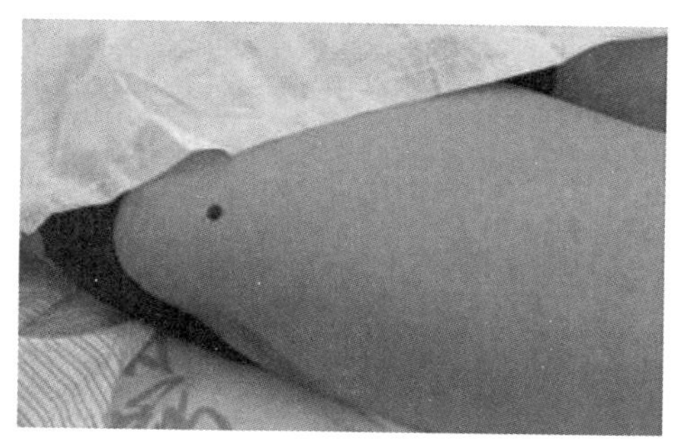

图 7-3-1 股四头肌(股直肌)肌筋膜疼痛触发点

股中间肌在股直肌的深面，是一个长条形肌肉。股中间肌疼痛触发点位于股前中上部近中线处(图 7-3-2)，其牵涉痛向下集中于股前、股外侧、股内侧，向上一直弥散到腹股沟下。向下的牵涉痛尽管占位大部分股前部，但绝不涉及膝关节，这一点是区分其他股四头肌触发点的要点。患有股中间肌触发点的患者常常无法将膝关节伸直，特别在坐姿不动一段时间后情况则更为明显。在病情较重的情况下，患者无法跨出第二步上楼梯，然后会伸直膝关节；或当从椅子起来时，如果没有手扶，会无法行走。在膝关节运动的时候，会有明显疼痛；但休息时无疼痛。膝交锁情况常因股中间肌触发点和腓肠肌两个头靠近股骨的触发点存在同时共生情况。如果患者跨步和上楼梯有困难，应注意检查股中间肌，患者不能屈膝，而是靠甩髋部向前来移动步子。股中间肌触发点的张力会造成髌骨在任何方向上的旋转活动受限。

股外侧肌是好发肌筋膜触发点的肌肉，其牵涉痛也常常涉及膝关节疼痛。股外侧肌触发点分为上部、中部和下部三个位置(图 7-3-3)。股外侧肌的上部触发点位于大转子下，其牵涉痛集中于触发点的周围，并向周围不远的位置弥散。股外侧肌的中部触发点又分为前部和后部的部分，前部触发点位于股外侧偏前，其牵涉痛会集中于股外侧中部的大部分区域，是一个中部膨

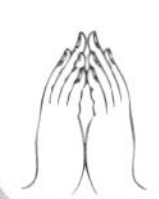

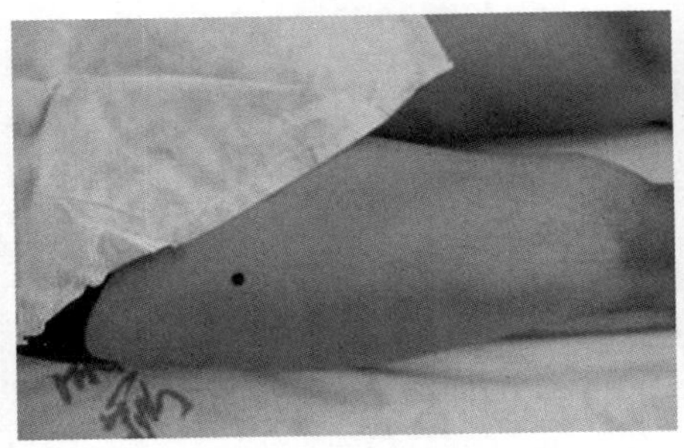

图 7-3-2　股四头肌(股中间肌)肌筋膜疼痛触发点

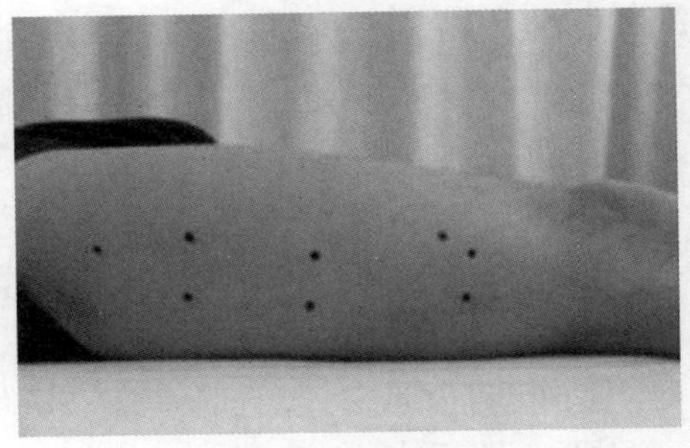

图 7-3-3　股四头肌(股外侧肌)肌筋膜疼痛触发点

大的上下长条形的集中,向上一直延伸到大转子及髂嵴下,向下一直延伸到膝关节的外侧,并向前钩,沿牵涉痛集中位的股前、股后都有弥散;股外侧肌中后部触发点在稍微偏股后的位置,其牵涉痛也是长条形的集中,向上延伸到大转子后,向下延伸到股后下部和腘窝外侧部。股外侧肌下部触发点在股下部和靠近膝部的位置,也分为前后两处;其前部触发点的牵涉痛集中在触发点周围,即股下部,以及膝部的外侧,并股中部弥散;后部触发点稍微偏向股后部,其牵涉痛集中与触发点周围、股下后部、腘外侧部的上方、并延伸向上直到大转子下偏后,并且还向小腿外侧弥散。

患有股外侧肌触发点,患者主诉行走时沿着股外侧和膝外侧疼痛,侧卧患侧疼痛,并影响睡眠。与股中间肌一样,股外侧肌下部触发点也可造成髌骨的活动受限。一旦髌骨活动受限,患者会有从椅子起立后,伸直和屈曲膝关节的困难。有时在稍微膝关节屈曲状态会发生髌骨的交锁,以致造成膝关节活动障碍。总之,股外侧肌触发点只有在限制髌骨活动时才有膝关节活动障碍,但疼痛会总是明显的。

股内侧肌在股中间肌的内侧,大多数人在该肌下部的膝前上内侧处形成一个又一个肌腹隆起。股内侧肌肌筋膜疼痛触发点活化可以引起严重的膝关节疼痛。股内侧肌肌筋膜疼痛触发点常在该肌的两个位置出现(图 7-3-4):一个在股中部的内侧靠股前中线旁边出现,其牵涉痛呈长条形,从触发点所在位置沿股内侧集中向下斜行直到胫骨内侧髁和膝内侧,从触发点所在位置先集中斜向上行后弥散到股前中部;该肌的

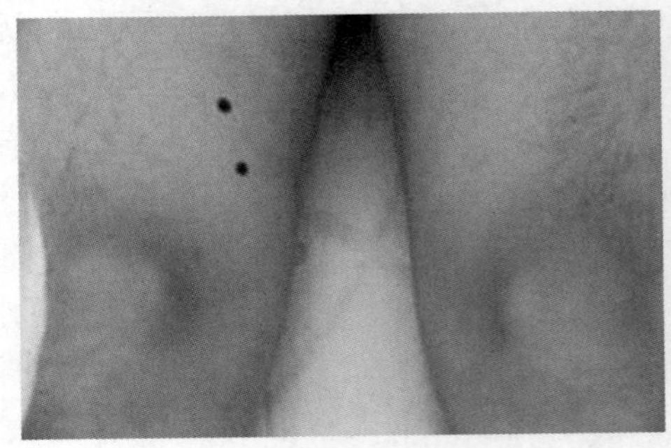

图 7-3-4　股四头肌(股内侧肌)肌筋膜疼痛触发点

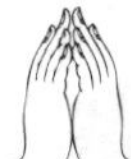

另一触发点在髌骨上内侧和股骨的内侧髁前部，其牵涉痛集中于整个髌骨前面和膝前内侧；有时还会发现髌骨前面的筋膜上可摸到痛性筋膜结节。

如果患有股内侧肌触发点，患者会感到膝关节的深部疼痛，而且，夜间痛醒也是常事；但患有股内侧肌触发点所不好的是经常出现医师对此的误诊。大多数临床医师常将股内侧肌触发点的疼痛诊断为膝关节炎症，而造成治疗错误。疼痛还常常会在几周或几个月后逐渐减轻或消失，但是会留下抑制股四头肌的功能，股中间肌触发点仍存在。股中间肌触发点形成会造成行走时的膝关节交锁现象，特别在路面较差的情况下容易发生，因为膝关节由于此时处于屈曲内旋状态，因此有时还容易突然摔倒。老年人易患有该肌触发点，所以会经常容易摔倒以致骨折。如果运动员患有股内侧肌的触发点，也会因此而失去下盘的稳定和出现膝关节在运动时的交锁，进而影响运动成绩。

［**临床表现**］

1. 急性外伤后，局部疼痛，髋膝关节屈伸受限，主动收缩股四头肌，疼痛加重。肌腱断裂者，疼痛剧烈，行走困难或跛行，皮下有青紫瘀血。

2. 慢性损伤和急性损伤后期者，大腿前内外侧酸胀疼痛，不能骤然踢腿，出血严重时，大腿前侧血块吸收不良，肌块呈瓦片状硬结覆盖在大腿的前侧并伴有压痛。

3. 主动收缩和被动牵拉疼痛，股四头肌损伤后屈髋抬腿或下蹲位站起时股四头肌处于收缩状态，出现疼痛加重或动作受限，下蹲时股四头肌处于牵伸状态，出现疼痛加重或动作受限。

［**诊断要点**］

1. 有外伤史，劳损史或局部感染史。
2. 伤处疼痛、肿胀、局部压痛明显或肌块发硬，久者肌肉萎缩。
3. 髋膝关节活动功能障碍，走路跛行。
4. 股四头肌收缩或牵拉试验阳性。

［**手法治疗**］

1. 体位

治疗者体位：站立位，面向患者。

患者体位：仰卧，全身放松。

2. 手法

（1）㨰法：用中等力从下往上㨰股四头肌（图 7-3-5），时间 3~5 分钟。

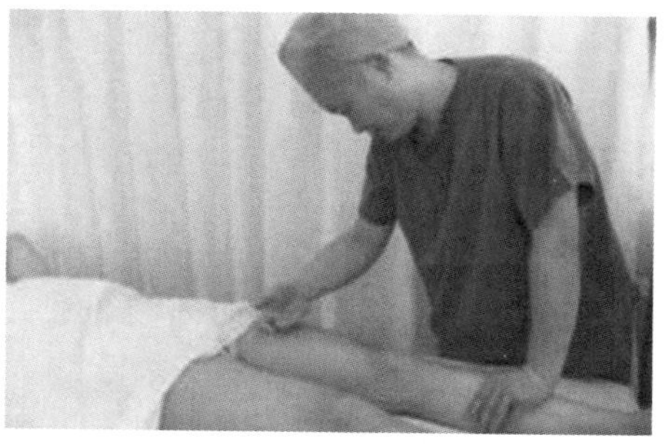

图 7-3-5　㨰法

（2）一指禅推法：用中等力一指禅推股四头肌疼痛触发点（图 7-3-6），

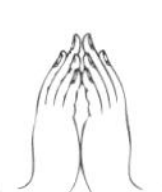

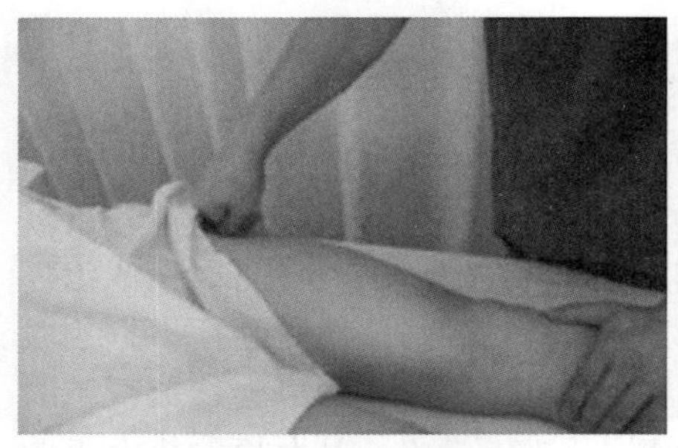

图 7-3-6　一指禅推法

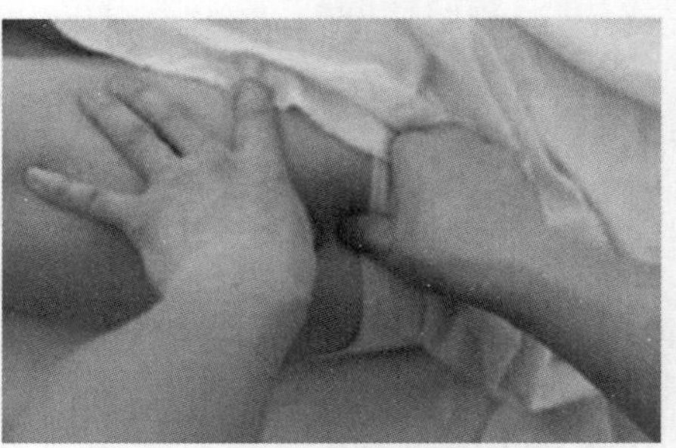
图 7-3-7　弹拨法

时间 3~5 分钟。

(3) 弹拨法：用中等力弹拨股四头肌（图 7-3-7），时间 3 分钟。

(4) 掌推法：掌根从上往下推股四头肌（图 7-3-8）3~5 次。

(5) 拿法：用中等力拿股四头肌（图 7-3-9）3~5 次。

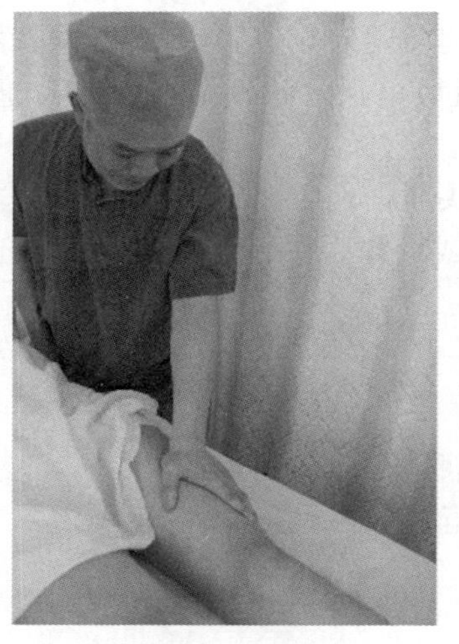
图 7-3-8　掌推法

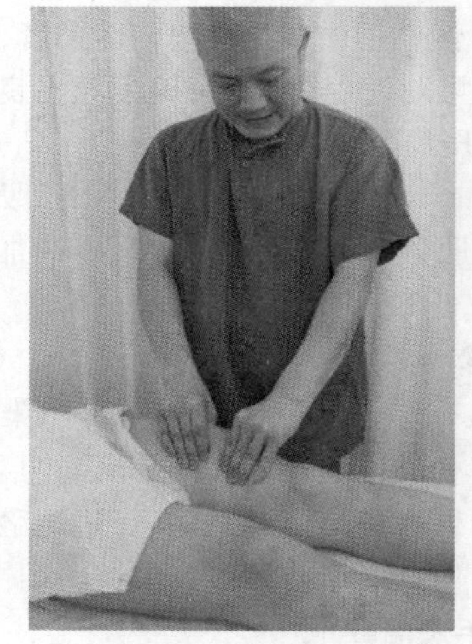
图 7-3-9　拿法

［注意事项］

内收长肌和内收短肌触发点常与内收大肌和耻骨肌触发点共发，有时还引起股四头肌的股内侧肌内侧纤维触发点活化。

［股中间肌自我牵张方法］

1. 站立位，健侧手在侧方扶墙，患侧手抓住患侧脚脖子提起，将膝极度屈曲，和股直肌牵张不一样，不用髋伸直和挺胸抬头。

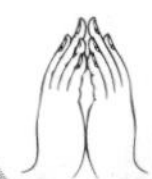

2. 侧卧位，患侧手抓住患侧脚脖子提起，将膝极度屈曲，和股直肌牵张不一样，不应做髋伸直和挺胸抬头的动作。

［股直肌自我牵张方法］

1. 站立位，健侧手在侧方扶墙，患侧手抓住患侧足踝部提起，将膝极度屈曲，髋伸直，并挺胸抬头。

2. 侧卧位，患侧手抓住患侧足踝部提起，将膝极度屈曲，髋伸直，并挺胸昂头。

［股外侧肌自我牵张方法］

股中间肌和阔筋膜张肌牵张法可用于对股外侧肌的牵张。

［股内侧肌自我牵张方法］

将患侧下肢小腿和膝跪在沙发或床上，健侧腿向下蹲，极度屈曲膝关节。

第四节　股内收肌肌筋膜疼痛触发点

股内收肌群有四块肌肉：内收长肌、内收短肌、内收大肌和股薄肌，其实还包括了耻骨肌，该肌触发点在前面已经描述过。股内收肌存在的活化触发点（图 7-4-1）可以引起许多部位的疼痛，如不仅有股部的疼痛，还涉及腹股沟、髋部，有时还涉及下腹部。在检查内收肌受限时，令患者仰卧，检查者可以将患侧下肢的足底放于健侧下肢的膝上股内侧，使受累下肢处于髋部稍屈外展外旋和膝屈曲状态，然后，检查者站在患侧，用一手压住健侧骨盆，以稳定骨盆，另一手压住受累膝向下，以便更多外展后伸。这个试验可以检查内收肌的张力和活动范围是否受限。另一种检查内收肌的试验，主要针对来自坐骨结节起点的内收大肌，也包括其他内收肌；患者仰卧，检查者一手顶住健侧股内侧，另一手使受累下肢膝伸直，髋部屈曲外旋，然后使髋进一步外展。

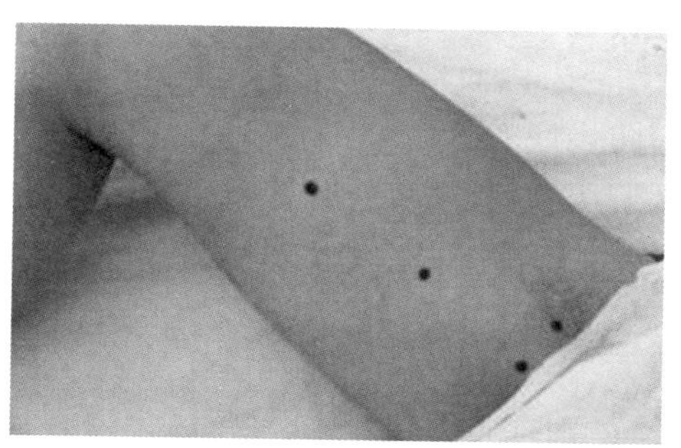

图 7-4-1　股内收肌肌筋膜疼痛触发点

［病因病机］

1. 运动性损伤　股内收肌损伤多因跑、跳、劈腿、跨拉、骑马以及骑自行车滑跌时，下肢被迫外展等所致，使其起、止点出现撕裂伤，导致出血、肌纤维断裂、渗出等刺激闭孔神经引起症状。

2. 积累性慢性损伤　多因弯腰、蹲、坐位工作，使该肌处于收缩状态，肌

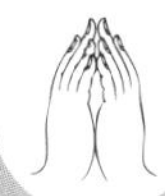

力平衡受到破坏，或因长期用力内收大腿，引起内收肌的慢性损伤。

［临床表现］

1. 大腿内侧疼痛，近腹股沟部疼痛较重，可以是持续性或牵涉样疼痛，也可为撕裂样痛。

2. 行走跛行，不能迈大步和不能用力踩地。患侧下肢足尖外撇，用足底内侧着地跛行。

3. 一些病人有臀部痛或放射性坐骨神经痛症状；严重者呈髋、膝关节呈半屈曲状态被动体位。

4. 病程后期因内收肌挛缩，髋膝不能伸直，大腿呈内收状态不能外展。

5. 一些病人沿大腿内侧、膝内侧、小腿内侧、内踝或中内侧的传射痛或麻木感，也有一些病人表现为膝关节痛。

［诊断要点］

1. 有股内收肌的损伤、挫伤或劳损史。

2. 大腿内侧疼痛尤以耻骨部位为甚，严重者足尖不敢着地行走。

3. 耻骨上、下支，股骨粗隆、坐骨结节、胫骨粗隆内下压痛或可触及硬结、条索状物。

4. 内收肌抗阻试验（+） 患者仰卧，双下肢屈膝屈髋，双足内侧靠近合并，足底着床，治疗者双手分置患者双膝内侧，缓慢由内向外推压膝关节内侧，使大腿外展、外旋并嘱患者内收大腿以对抗，患肢大腿内侧疼痛或加剧者为阳性，正常者可自行分开大腿与床面至多形成 10°~20° 角。

［手法治疗］

1. 体位

治疗者体位：站立治疗床旁，面向患者。

患者体位：仰卧位，患侧下肢屈髋屈膝。

2. 手法

(1) 一指禅推法：用中等力一指禅推股内收肌疼痛触发点（图 7-4-2），时间 4 分钟。

(2) 弹拨法：用中等力弹拨股内收肌（图 7-4-3），时间 2~3 分钟。

(3) 掌推法：掌根从下往上推股内收肌（图 7-4-4）3~5 次。

(4) 拿法：应用中等力拿股内收肌 3~5 次。（图 7-4-5）

［注意事项］

内收长肌和内收短肌触发点常与内收大肌和耻骨肌触发点共发，有时还引起股四头肌的股内侧肌内侧纤维触发点活化。

［股内收肌自我牵张方法］

1. 出家人打坐的方法与姿势。

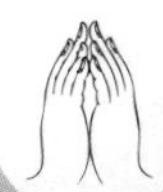

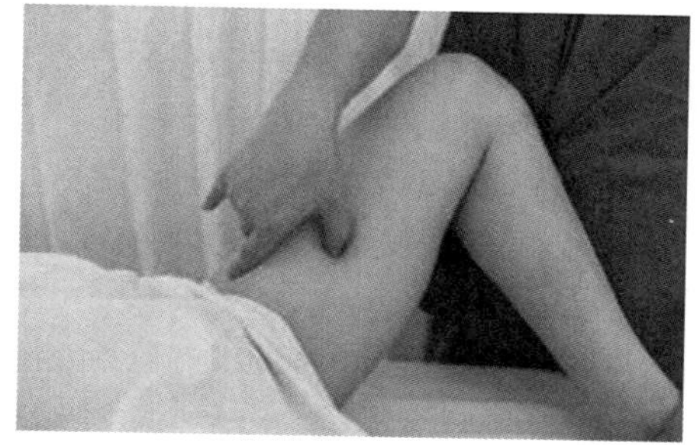

图 7-4-2　一指禅推法

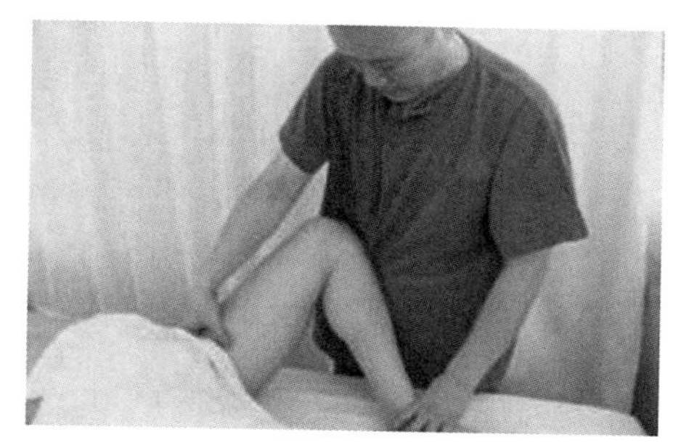

图 7-4-3　弹拨法

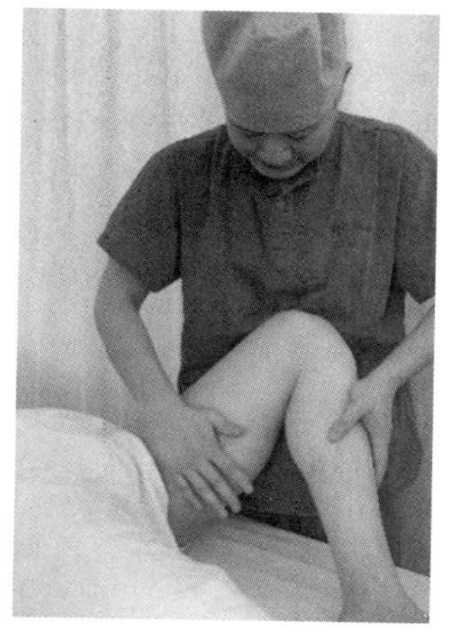

图 7-4-4　掌推法

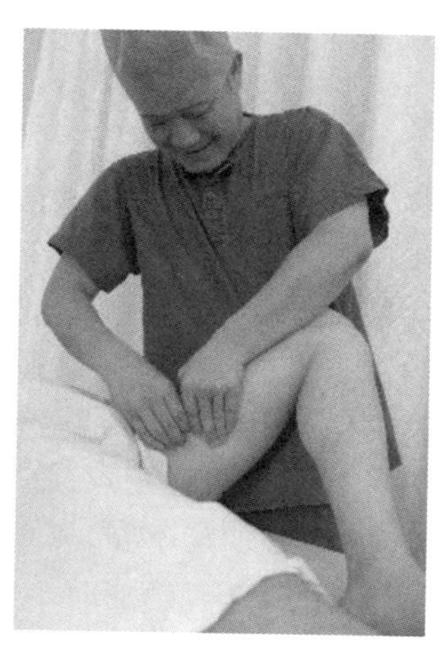

图 7-4-5　拿法

2. 小部分后部臀部坐凳，健侧下肢屈膝，健侧手扶于健侧膝上，患侧下肢伸直外展，患侧手扶膝使保持伸直，躯干向健侧倾。

第五节　腘绳肌肌筋膜疼痛触发点

股后部的肌肉称为腘绳肌，包括外侧的股二头肌及内侧的半腱肌和半膜肌。它们的触发点常出现于股后中部和下部，呈多发性（图 7-5-1、图 7-5-2）。半腱肌和半膜肌触发点的牵涉痛集中在股上方、臀皱褶的位置，弥散到几乎整个股后内侧和小腿后内侧。股二头肌触发点的牵涉痛集中在腘窝和其上下，从股后中部向股后上外侧弥散，也有一小部分向小腿后上部弥散。

患者行走时疼痛、跛行。坐位时，患者感觉臀部、股后上部和膝后部不适。当从坐位起来时，患者常感到疼痛，特别在跷二郎腿后。此时，患者在站起时，试图用上肢和肩带推起；由于常常对这些部位的超负荷，会造成长久存在

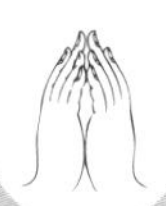

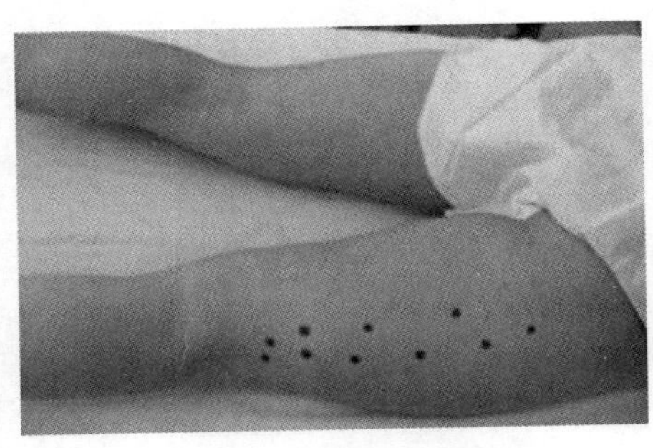

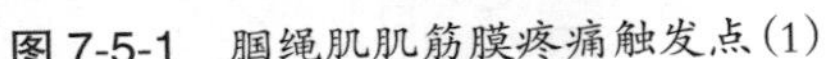

图 7-5-1 腘绳肌肌筋膜疼痛触发点(1)

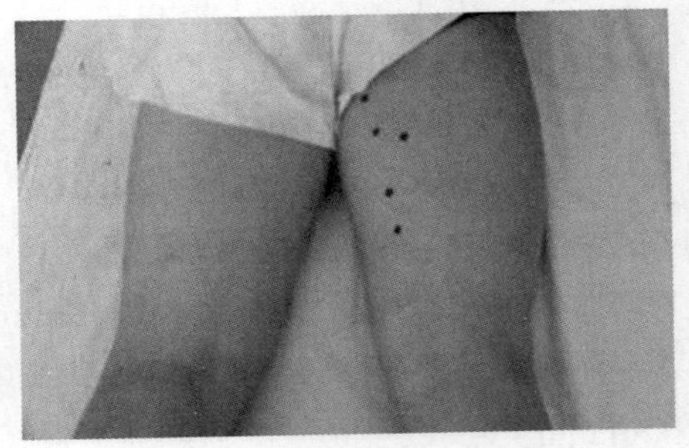

图 7-5-2 腘绳肌肌筋膜疼痛触发点(2)

的肌肉触发点。股二头肌的触发点常常使患者夜醒,造成夜间睡眠不足。患者常会忘记疼痛起源的位置,而代之主诉股四头肌,即股前部的疼痛;这是因为腘绳肌触发点的肌肉短缩造成股四头肌超负荷工作导致其触发点的活化。一旦股四头肌触发点活化,那么牵涉痛的位置会发生改变,这就是临床上产生的牵涉痛改变的规律,其他部位的也会有这种现象。在这种情况下,如果腘绳肌的触发点不消除,股四头肌触发点的疼痛会永不消失。就像中斜方肌和菱形肌触发点不消除,胸大肌触发点永去不掉一样。

怀疑患者有腘绳肌触发点,临床医师可以让患者双腿伸直坐在床上。此时,如果坐位时患者烦躁不安,有可能存在股后部腘绳肌的触发点存在,特别在膝后、股部和下臀部有疼痛时。如果患者再有坐姿时喜欢跷二郎腿或出现行走疼痛,就更进一步说明有腘绳肌触发点的活化;或者患者坐时喜欢前倾,或用手臂支撑,以减轻对坐骨结节的压力;此时,检查者应该检查患者是否有骨盆畸形和过小,或者短小下肢的可能。腘绳肌的张力过度常常是躯干前屈伸膝而不能用手摸到大脚趾的原因。腘绳肌有触发点明显限制了直腿抬高试验。当直腿髋屈曲时,该肌触发点会引起下臀部、股后部和膝后的疼痛,同时检查者可以感到腘绳肌的张力,因此,股部不能被抬高,以及包括 10° 的骨盆倾斜,一般抬高的角度小于 80°。同时,给予加强试验时,股后部或下腰部疼痛呈阳性,说明了腰神经被牵拉的疼痛;如果疼痛在小腿则触发点在腓肠肌;但是这个加强试验不会影响腘绳肌,所以有腘绳肌触发点时,该试验呈阴性。

患有腘绳肌触发点,患者会有骨盆后倾,腰椎生理曲度变平,头部前倾,以致引起上部躯体的肌肉紧张。因此,通过检查,上部躯体肌肉如果有触发点,有时还需要治疗下部。

［病因病机］

1. 大腿后侧肌群外形细长,肌腱部分亦较长,因而收缩与弹性较小。在没有活动开或过度被动牵拉时,极易损伤肌纤维或肌腱。

2. 跑步、跳跃、体操、舞蹈等运动，如压腿、踢腿等动作，使腘绳肌猛烈收缩或过度牵拉，极易使该肌起止点处撕伤，甚至肌腱断裂、出血、水肿、渗出等，易形成瘢痕、粘连，压迫周围神经、血管而产生症状。

3. 外伤使膝关节畸形，股骨和胫骨骨折、膝关节稳定性差，腘绳肌长期受到不平衡力的牵拉，造成慢性劳损，形成软组织损伤的系列症状，影响膝关节屈伸，日久肌肉挛缩。

［临床表现］

1. 急性损伤者大腿后侧，臀部及腘窝部疼痛、肿胀，局部有淤斑，行走时疼痛加重，有时可向前、向下放射。

2. 陈旧性损伤及慢性劳损者，伸直抬腿时疼痛，由半蹲位站起时困难，上楼时患肢无力，髋关节活动范围缩小，膝关节可屈曲呈一定角度而难以伸直或伸直时疼痛，不能久立、久行，受凉时加重。

［诊断要点］

1. 有外伤史或慢性劳损史。

2. 大腿后部肿胀、酸困、僵硬或皮下有淤斑，局部压痛明显。

3. 下肢伸直困难，腘绳肌起止点可触及痛性结节。

4. 腘绳肌肌肉牵拉试验（+）　即直腿抬高试验阳性，即腘绳肌被牵拉而产生疼痛。

5. 腘绳肌肌肉抗阻试验（+）　患者俯卧位，患侧膝关节屈曲至 90°，治疗者一手固定骨盆，另一手按压小腿下段，令患者尽力屈膝，如疼痛加重，或屈膝无力即为阳性。

［手法治疗］

1. 体位

治疗者体位：站立治疗床旁，面向患者。

患者体位：俯卧治疗床，全身放松。

2. 手法

（1）滚法：用较大力量滚腘绳肌（图 7-5-3），时间 3~5 分钟，同时用另一只手屈伸活动膝关节。

（2）一指禅推法：用较大力量一指禅推腘绳肌（图 7-5-4），时间 5 分钟。

（3）弹拨法：用较大力量弹拨腘绳肌（图 7-5-5），时间 3 分钟。

（4）掌推法：掌根从下往上推腘

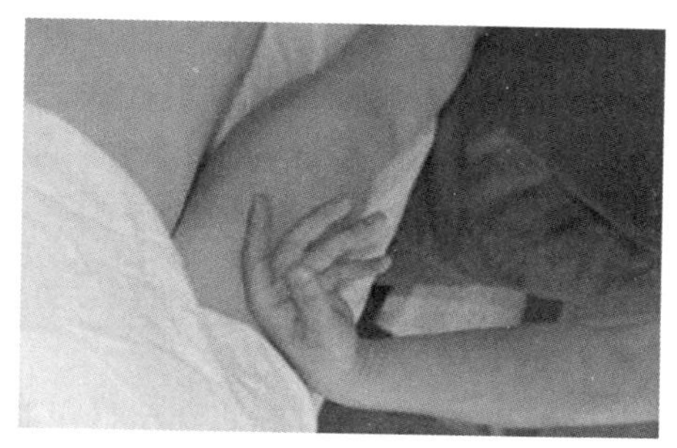

图 7-5-3　滚法

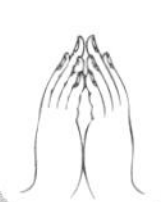

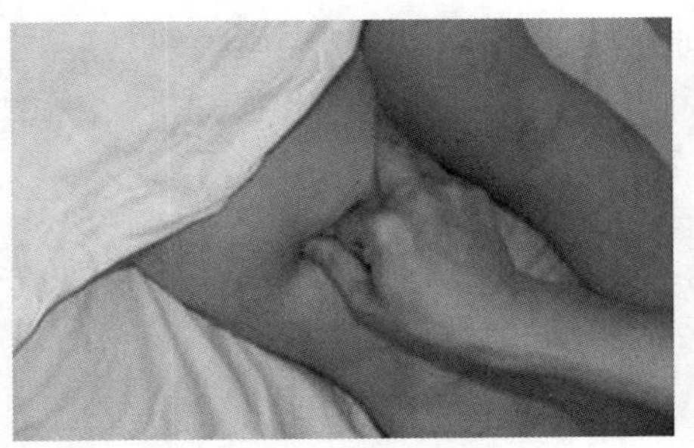

图 7-5-4　一指禅推法

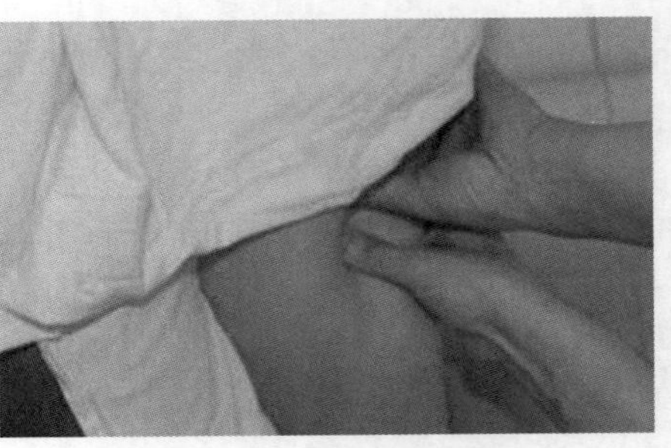

图 7-5-5　弹拨法

绳肌(图 7-5-6)3~5 次。

(5) 拿法:应用较大力量拿腘绳肌(图 7-5-7)3~5 次。

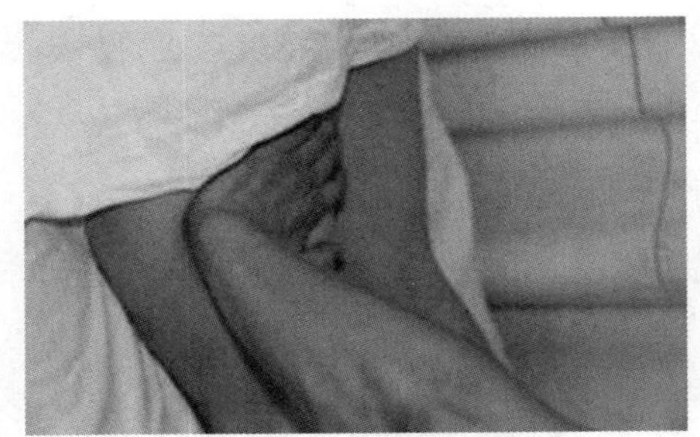

图 7-5-6　掌推法

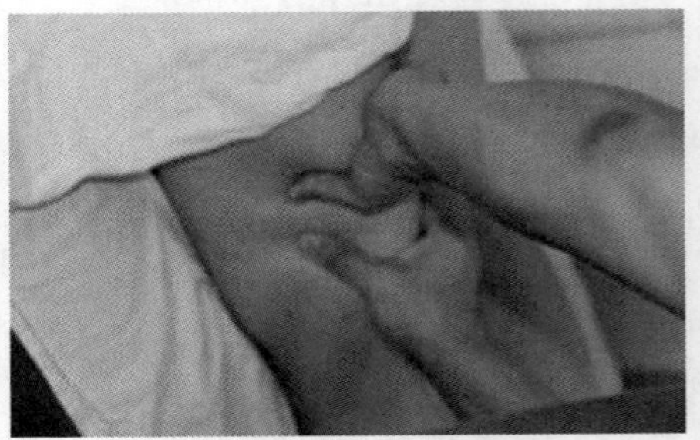

图 7-5-7　拿法

[**注意事项**]

注意治疗与小腿三肌共发的触发点:跗趾长伸肌、跗趾长屈肌、胫骨后肌、胫骨前肌、趾伸肌的触发点。

[**腘绳肌自我牵张方法**]

1. 坐于床上,直腿,躯干前屈,用手去抓脚趾。

2. 单足站立,将患侧下肢搭于 80~90cm 高的凳子上,躯干前屈压腿。

用这两种方法锻炼,需双腿伸膝,躯干前屈,用手去摸大脚趾,以检查锻炼是否到位。

第六节　小腿三头肌肌筋膜疼痛触发点

小腿三头肌由腓肠肌和比目鱼肌共同组成。二肌的功能相同。

腓肠肌是小腿后侧最浅和最大的肌肉,该肌在小腿发生肌筋膜疼痛触发

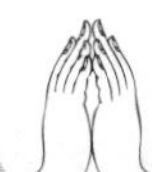

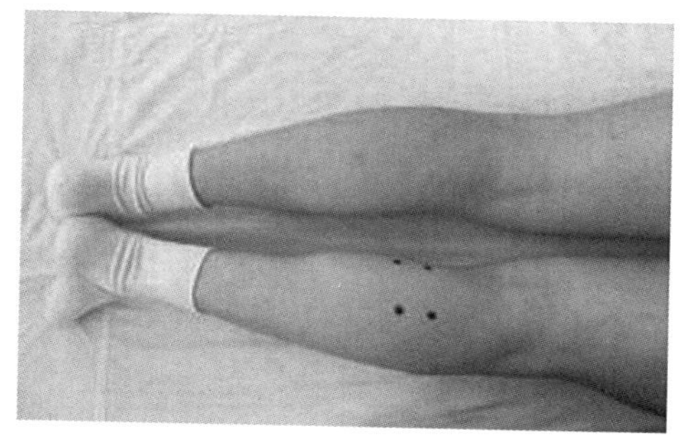

图 7-6-1　小腿三头肌(腓肠肌)肌筋膜疼痛触发点

点的概率最大,很多小腿的疼痛都与这些触发点有关。腓肠肌有两个头,两头结合后向下移行为跟腱。腓肠肌内侧头的触发点都在胫骨的后上段(图 7-6-1):触发点 1 位于紧靠腘窝皱褶下内侧,靠近股骨髁内侧头起点处,属于肌和肌腱移行部的触发点,其牵涉痛在内下腘窝集中,并向周围弥散;触发点 2 位于胫骨上段内侧头肌腹部位,其牵涉痛的范围较广,主要集中在足底跟骨前,并在跟腱内侧、小腿内后侧弥散,有时还向腘窝和股后部下段弥散;触发点 3 位于几乎平行于触发点 1 的腓肠肌外侧头位置,其牵涉痛在外下腘窝集中,并向周围弥散;触发点 4 位于胫后部近中段的外侧头肌腹上,其牵涉痛在触发点周围集中,并向上弥散直至腘窝皮肤皱褶下,向下弥散直至胫后中段。

患有腓肠肌触发点活化,患者常常会有夜间的腓肠肌痉挛(Calf cramp)现象,而且有小腿后疼痛和牵涉痛部位的疼痛。这种患者常常不会感到肌肉的活动受限和无力,只会觉得路面不好或上下坡时有腘窝的疼痛。一种在孩子时期出现的小腿疼痛,或有时膝关节疼痛,其实就是腓肠肌和股四头肌触发点活化造成的,传统上总认为是生长性疼痛。

目前还没有很好的临床技术可以用来评价较轻的腓肠肌变弱,以区分力量差来自比目鱼肌还是腓肠肌。一般来说,易患腓肠肌触发点的患者多见于有平足和僵直腿的人,他们走不快,还不能走在不平的路上。一旦患上腓肠肌触发点,该肌会被短缩,以致膝关节不能完全伸直,特别在光脚走路时,会有小腿后部的疼痛。在这种情况下,还会出现小腿后部静脉扩张,躺下后消失。跟腱反射不会受到腓肠肌触发点的影响,但是如果有较严重的比目鱼肌触发点时,跟腱反射会受到抑制。让患者跪下时,用手捏压腓肠肌可以检查患者的踝反射;让患者绷紧肌肉,可以增强踝反射;所以如果该肌有活化的触发点,就会有踝反射亢进现象。直腿抬高试验的加强试验可引起小腿后部和膝后的疼痛和小腿后肌的痉挛,为阳性体征。

比目鱼肌在腓肠肌的深面,与腓肠肌一起构成了小腿后的小腿三头肌,共同形成了跟腱。比目鱼肌触发点在该肌的 3 个部位出现(图 7-6-2):部位 1,在腓骨小头的下方 1cm 偏内的位置,其牵涉痛集中于小腿后侧中部,并向上弥散到腘窝,向下弥散到跟腱上方,和向周围弥散;部位 2,在小腿后中部的外侧下方肌腹处,其牵涉痛以弥散的形式与部位 1 触发点牵涉痛的下部弥散区

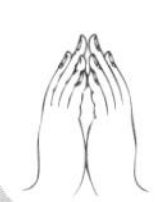

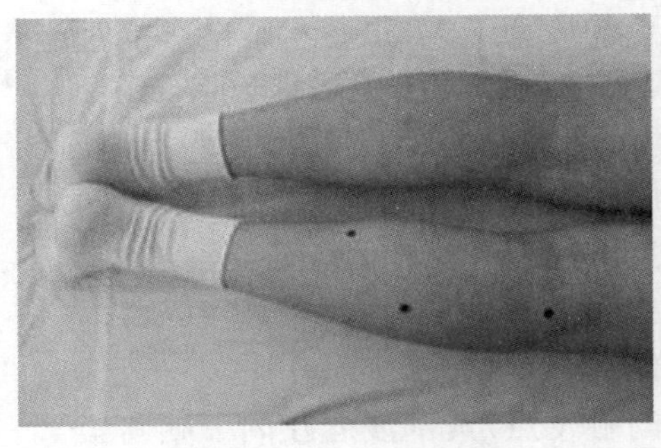

图 7-6-2 小腿三头肌（比目鱼肌）肌筋膜疼痛触发点

重合，但是，该触发点有非常远的集中牵涉痛在患侧髂后上棘区域，以及患侧颞颌关节的位置；部位 3，在跟腱起点的内侧缘，其牵涉痛集中在跟腱内半直到跟骨底扩大，并向前延伸到跟骨前一小部分，并在牵涉痛集中范围周缘和触发点上部有弥散。

患有比目鱼肌触发点，患者主诉足跟疼痛，而且有夜间疼痛，因此可以干扰睡眠。跑步运动员也常发生这种由比目鱼肌引起的足跟痛。过去认为的跟痛症常常是这块肌肉触发点引起，跟骨骨刺不会引起疼痛。比目鱼肌触发点的发生，与腓肠肌一样，会干扰小腿后肌的静脉泵；因此，除了疼痛外，还会引起足部和踝关节的水肿现象。踝关节的背屈功能受限，以致造成下蹲困难，只弯腰不屈膝无法捡起掉地的东西。比目鱼肌触发点因这个踝背屈受限，还容易引发下腰部的疼痛。活化的比目鱼肌触发点会造成患者的运动功能障碍，行走变得困难和疼痛，特别是在上坡，上下楼梯。特别在坐位时从椅子站起，而又无手臂部的支持情况下，一些患者还有下背痛。儿童的生长痛也与该肌触发点有关。有一部分人群在内踝和跟腱间有额外的附比目鱼肌存在；如果这个附肌存在，患者会有跑步和行走的疼痛。检查这个部位可以触到肌肉紧张，一般通过 CT 和 MRI 可以确诊。跑步运动员的跟腱痛有时也与比目鱼肌触发点活化有关。

检查跟腱反射和踝关节背屈范围对比目鱼肌触发点的诊断常常是需要的，最好让患者跪在椅子上进行；因为，这个姿势放松腓肠肌，简述了腓肠肌的影响。如果较轻的比目鱼肌触发点活化，可以有跟腱反射减弱；较重的该肌触发点，这个反射会消失。在这个姿势下，直接敲击触发点位置会引起肌肉的局部抽搐反应，即“肌肉跳动”和踝关节的活动；触发点越重，跳动越多。如果远处牵涉痛部位即髂后上棘处，压之会有非常酸痛的感觉，但范围较为限定。下蹲试验可以显示患者足跟不能落地。用手检查背屈活动只有 20°。检查比目鱼肌的强度可以通过让患者单足稳定地站在前足上，异常时会发生两种可能：要么足内翻，通过胫骨后肌和踇趾长屈肌用力；否则足外翻，通过腓骨长肌和腓骨短肌用力；这两种情况的出现都提示比目鱼肌变弱或无力。前足跳跃试验（足跟不落地）：正常可以至少跳 10 次，说明小腿三头肌力量正常。直腿抬高加强试验在比目鱼肌触发点是阴性。

由于胫骨后静脉、动脉、神经通过比目鱼肌隧道，比目鱼肌隧道上端的腱弓进口处常常会因比目鱼肌发生触发点造成的肌肉短缩而变窄，然后压迫这三个组织结构。如果患者出现严重跟痛和足外侧部分的刺痛，就应该考虑有神经压迫的可能。

［病因病机］

1. 本病的发生多由直接或间接外力，使小腿肌肉主动收缩过猛或被动牵拉过度所致，如从高处跳下足着地、突然剧烈奔跑等。

2. 因受凉，急性损伤或慢性积累性劳损而致，直接暴力多导致肌腹及跟腱损伤，慢性劳损损伤多在肌肉的起点，肌肉与肌腱联合部。

［临床表现］

1. 患者多有外伤史，在运动中损伤多见，与一定的职业有关，急性损伤后，数小时后局部肿胀、疼痛，并有广泛的皮下出血，小腿不敢伸直，屈曲受限，劳累后加重，休息后缓解。慢性损伤者，局部肿胀不明显，仅感局部酸胀不适，行走、站立或上下楼时可出现局部疼痛，特别做足尖着地的跳跃运动时更为明显。急性损伤多发于青壮年，慢性损伤多发于中老年和经常站立工作的人。

2. 天气变化、寒冷潮湿刺激可引起疼痛或使之加重。

3. 严重者，可出现小腿肌肉废用性萎缩。

4. 小腿三头肌肌肉抗阻力收缩试验（+） 患者平卧，双下肢伸直，治疗者双手握着足底，令患者跖屈时给以对抗的力量，若出现疼痛即为阳性。

［诊断要点］

1. 有外伤及劳损史。

2. 小腿后部疼痛、酸胀不适，常因劳累后加重、休息或适量活动后减轻，可反复发作。中老年患者有夜间小腿抽搐现象，有足跟痛表现。

3. 小腿后部有广泛压痛，可以摸到条索状痛性结节。

4. 小腿三头肌肌肉抗阻力收缩试验（+）。

［手法治疗］

1. 体位

治疗者体位：站立，面向患者。

患者体位：俯卧治疗床，小腿下垫一小枕或小沙袋。

2. 手法

（1）㨰法：用轻柔的㨰法从下往上㨰小腿三头肌(图 7-6-3)，时间 2~3 分钟。

（2）一指禅推法：用轻柔的一指禅推小腿三头肌疼痛触发点（图 7-6-4），时间 3~5 分钟。

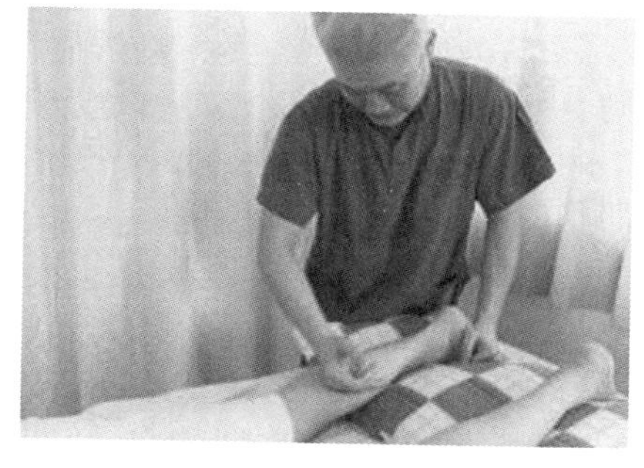

图 7-6-3 㨰法

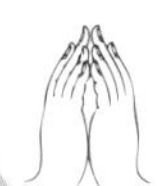

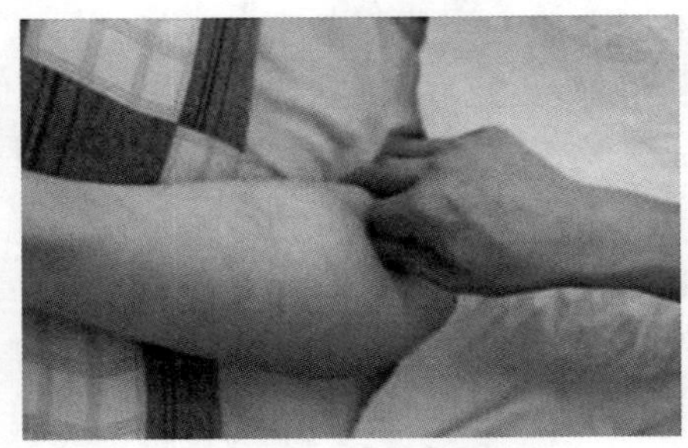

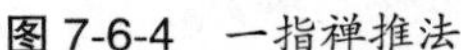
图 7-6-4　一指禅推法

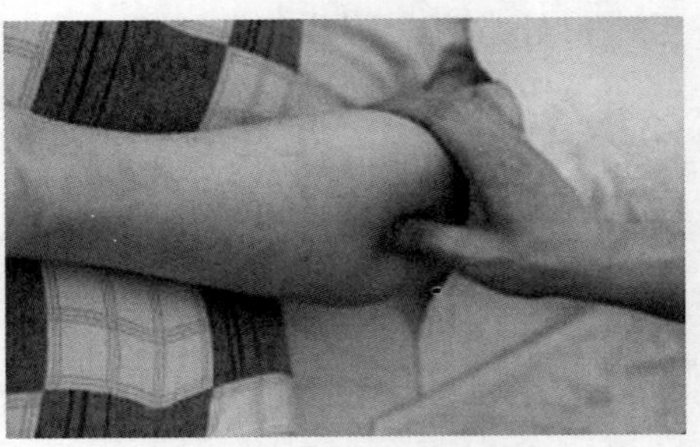
图 7-6-5　弹拨法

(3) 弹拨法:用轻柔的力量弹拨小腿三头肌(图 7-6-5),时间 2~3 分钟。

(4) 掌推法:掌根从上往下推小腿三头肌(图 7-6-6)3~5 次。

(5) 拿法:轻拿小腿三头肌(图 7-6-7)3~5 次。

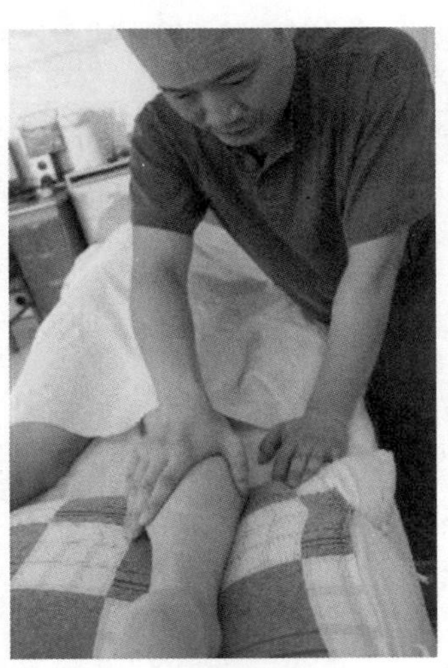
图 7-6-6　掌推法

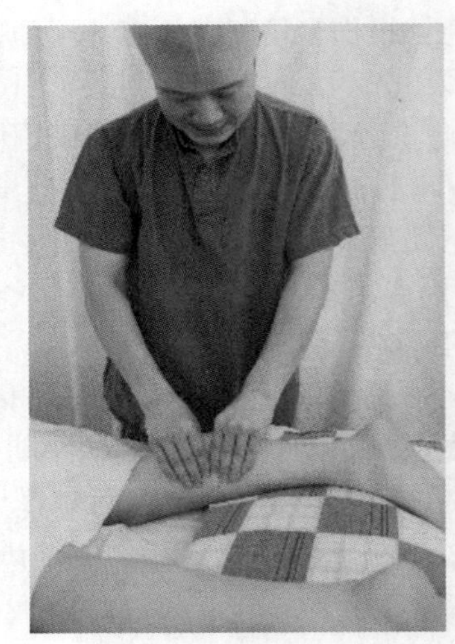
图 7-6-7　拿法

[注意事项]

注意治疗与小腿三肌共发的触发点:踇趾长伸肌、踇趾长屈肌、胫骨后肌、胫骨前肌、趾伸肌的触发点。

[腓肠肌自我牵张方法]

1. 弓步双手扶墙,非患侧下肢前弓,患侧下肢向后伸直,让患侧足极度背屈,最好在患侧足下垫一 2~3cm 高的垫子。

2. 如果两侧腓肠肌均有触发点;那么,两足都向后进行极度背屈。

3. 如果病人不能够站立,可以坐位下或仰卧下,用宽巾置于前足,用手自

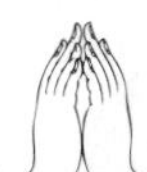

我牵拉，以进行牵张。

［比目鱼肌自我牵张方法］

手扶墙，前后腿交叉站立，患侧下肢在后，然后下蹲，重心放在后下肢。

第七节　腓骨肌肌筋膜疼痛触发点

腓骨肌包括了三块肌肉，即：腓骨长肌、腓骨短肌和腓骨第三肌。腓骨长肌起点在腓骨小头下方，腓骨短肌起点位于腓骨中上部，该二肌共同下行，最后在腓骨下段向后在外踝后方绕行向前；腓骨第三肌起于腓骨下段的前面，在腓骨前面下行，通过外踝的前方向，其肌腱在足外侧前方斜行至第5趾骨底。

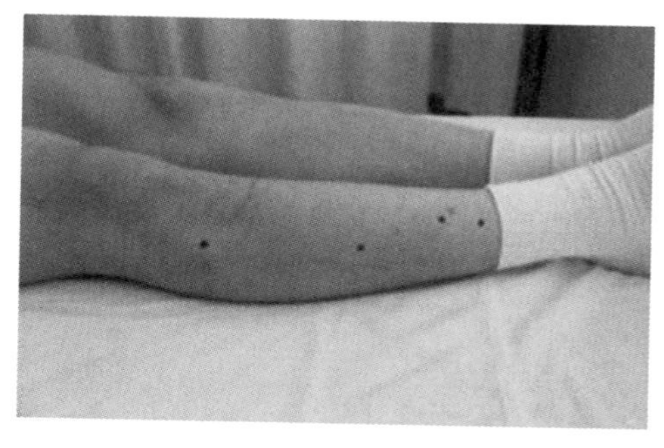

图 7-7-1　腓骨肌肌筋膜疼痛触发点

腓骨长肌肌筋膜疼痛触发点位于腓骨小头下 2~3cm 的位置处(图 7-7-1)，该触发点牵涉痛有小腿外侧面的弥散痛；腓骨短肌肌筋膜疼痛触发点与腓骨长肌肌筋膜疼痛触发点在同一中轴线上，靠近腓骨中下段的交界位置处，它的牵涉痛位置沿触发点下行，在外踝和其后集中，然后拐向前到足背外侧的后半部分。腓骨第三肌肌筋膜疼痛触发点位于小腿下段的前外侧腓骨的前面(图 7-7-1)，其牵涉痛有两个方向，前部集中于小腿下段前外侧，并向下外踝的前到足部中外侧，然后弥散到趾后部；后部从触发点向后下斜直到后跟的外侧面。

患有腓骨肌肌筋膜疼痛，患者主诉外踝前、上和后位置的踝关节的疼痛和压痛，特别在踝关节的内翻扭伤后。这种患者常常扭伤踝关节；而且，他们的踝关节常常不稳定，以致无法穿单刀滑冰鞋和踮脚走路。如果腓骨肌因触发点的力量变弱而无力支持踝关节，在踝关节受到内翻扭伤时，还会造成外踝骨折。很多患者常因这种损伤后，使腓骨肌肌筋膜疼痛触发点活化，导致损伤愈合后仍然存留踝关节的疼痛，此时就需要在这些触发点上治疗。腓骨长肌发生肌筋膜疼痛触发点后，在其起点处神经通过的孔狭窄可以对腓神经的压迫，然后引起腓深神经受压的症状，即：垂足现象，以及足部远端的麻木、刺痛；多见于第 1、2 跖间的皮肤麻木。

［病因病机］

1. 运动性损伤　踝关节扭伤。
2. 积累性损伤　长期站立的患者或有莫同足。

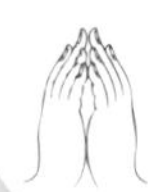

［临床表现］

1. 踝关节的疼痛和压痛。

2. 病人感踝上发凉、怕冷。

［诊断要点］

1. 有明显的踝关节损伤史。

2. 踝关节疼痛、发凉。

［手法治疗］

1. 体位

治疗者体位：坐位，面向患者。

患者体位：仰卧治疗床，全身放松。

2. 手法

(1) 一指禅推法：用轻柔的一指禅推腓骨肌疼痛触发点（图 7-7-2），时间 4 分钟。

(2) 弹拨法：用轻柔的力量弹拨腓骨肌（图 7-7-3），时间 2 分钟。

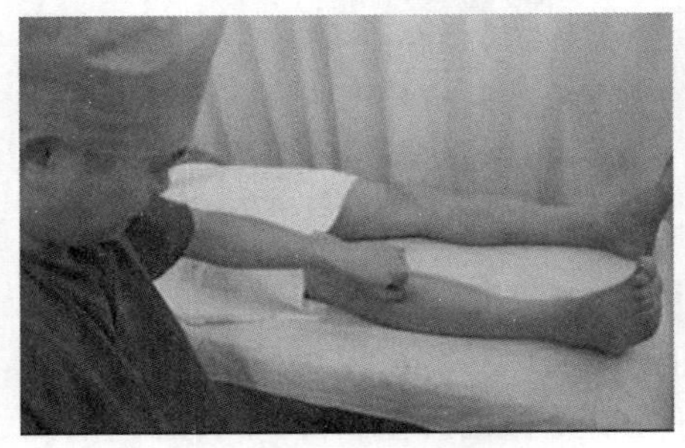

图 7-7-2　一指禅推法

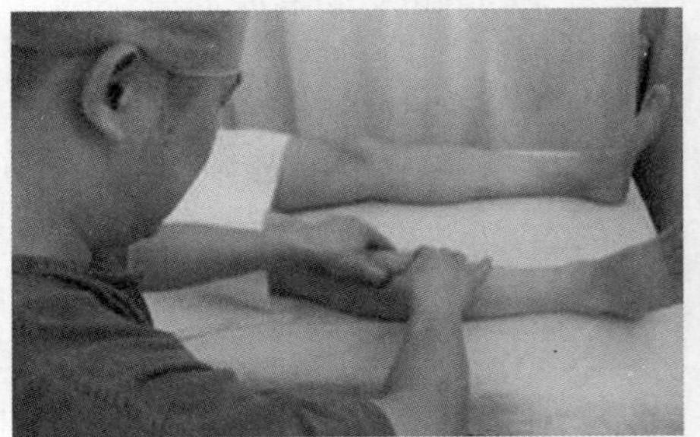

图 7-7-3　弹拨法

(3) 掌推法：用掌根从上到下推腓骨肌（图 7-7-4）3~5 次。

(4) 按揉法：用掌根按揉腓骨肌（图 7-7-5），时间 2 分钟。

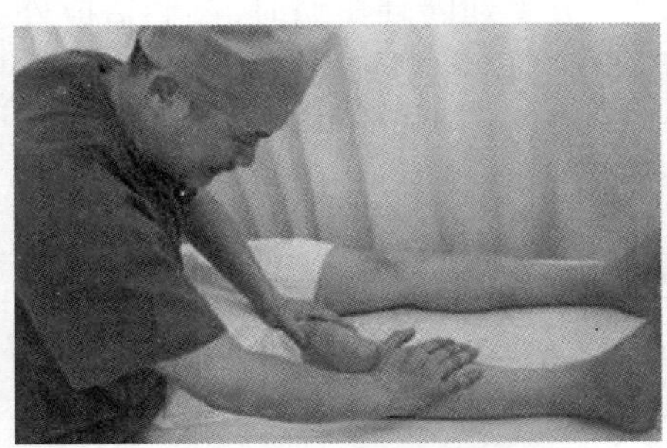

图 7-7-4　掌推法

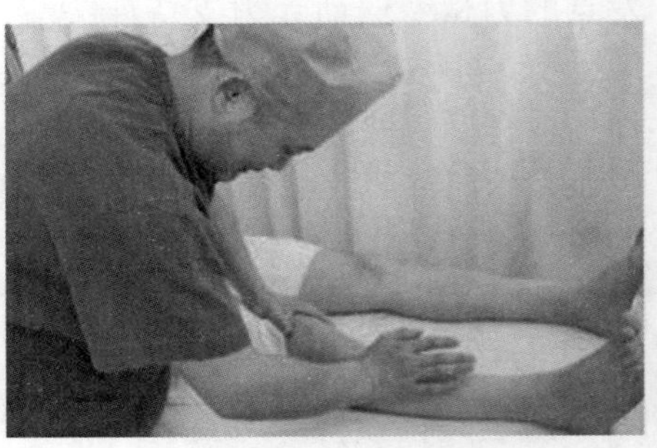

图 7-7-5　按揉法

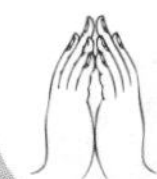

［注意事项］

常与小腿三肌共发疼痛触发点。

［腓骨肌自我牵张法］

将自己足拉高做内翻跖屈牵张。

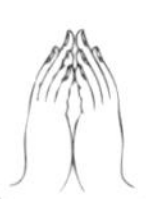

参考文献

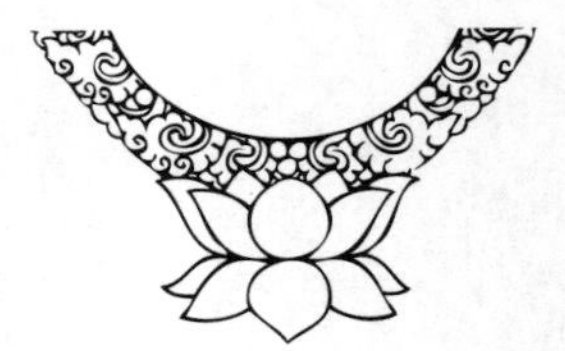

[1] 黄强民,庄小强,谭树生.肌筋膜疼痛触发点的诊断与治疗[M].南宁:广西科学技术出版社,2010,28-41.

[2] Bryan O'Young,Hy Dubo,Andrew A. Fischer,等.肌筋膜痛综合征基于脊髓节段性敏感的诊断和治疗(一)[J].中国康复理论与实践,2009,15(6):589-590.